ADHS bei Kindern und Erwachsenen – eine neue Sichtweise

ADHS bei Kindern und Erwachsenen – eine neue Sichtweise

Thomas E. Brown

Thomas E. Brown

ADHS bei Kindern und Erwachsenen – eine neue Sichtweise

Aus dem amerikanischen Englisch von
Benedikt Gers und Franz Petermann

Deutschsprachige Ausgabe herausgegeben von Franz Petermann

hogrefe

Bibliografische Information der Deutschen Nationalbibliothek
Die Deutsche Nationalbibliothek verzeichnet diese Publikation in der Deutschen Nationalbibliografie; detaillierte bibliografische Daten sind im Internet über http://www.dnb.de abrufbar.

Verantwortliche Person in der EU: Hogrefe Verlag GmbH & Co. KG, Merkelstraße 3, 37085 Göttingen, info@hogrefe.de

Anregungen und Zuschriften bitte an den Hersteller:
Hogrefe AG
Lektorat Psychologie
Länggass-Strasse 76
3012 Bern
Schweiz
Tel: +41 31 300 45 00
E-Mail: verlag@hogrefe.ch
Internet: http://www.hogrefe.ch

Lektorat: Dr. Susanne Lauri
Herstellung: René Tschirren
Umschlagabbildung: iStock/krblockhin
Umschlag: Claude Borer, Riehen
Satz: punktgenau GmbH, Bühl
Druck und buchbinderische Verarbeitung: Finidr s.r.o., Český Těšín
Printed in Czech Republik

Das vorliegende Buch ist eine Übersetzung aus dem Englischen. Der Originaltitel lautet „A New Understanding of ADHD in Children and Adults – Executive Function Impairments“ von Thomas E. Brown. Authorised translation from the English language edition published by Routledge, a member of the Taylor & Francis Group LLC. © 2013 Taylor & Francis.

2. Nachdruck 2026 der 1. Auflage 2018

(E-Book-ISBN_PDF 978-3-456-95854-5)
(E-Book-ISBN_EPUB 978-3-456-75854-1)
ISBN 978-3-456-85854-8
http://doi.org/10.1024/85854-000

FSC www.fsc.org MIX Papier | Fördert gute Waldnutzung FSC® C014138

Das Entwirren der Komplexität hat gerade erst begonnen... Aber selbst in seinen frühen Phasen benötigt man Weitblick, wenn man irgendwo ankommen will.

Gerald M. Edelman (1992)
Bright Air, Brilliant Fire: On the Matter of the Mind

Vielleicht ist es dem Menschen besonders wichtig, an jedem Tag unseres Lebens uns und andere an unsere Komplexität, Zerbrechlichkeit, Endlichkeit und Einzigartigkeit zu erinnern.

Antonio R. Damasio (1994)
Descartes' Error: Emotion, Reason and the Human Brain

Inhalt

Danksagung

Für meine Frau Bobbie in tiefer Dankbarkeit und Liebe für alles, was du bist, was du gibst, und dass wir immer noch alles miteinander teilen. Du bist das Licht meines Lebens! Und Dank an unsere Familie, Liza, Dave, Nancy, Abel, Noah und Simone, für eure großzügige Liebe, eure Ermutigung und euer andauernder Sonnenschein. Ich bin auch Philipp Reichel dankbar, der mir als Forschungsassistent in diesem Projekt half; er bot nicht nur wissenschaftliche Unterstützung, sondern lieferte auch viele hilfreiche Vorschläge.

Dank auch an George Zimmar, meinen Verleger, für seine großzügige Ermutigung und seinen Beitrag zu diesem Projekt, an Rob Brown für die Koordinierung der Arbeit, an Lorna Hawes für ihre sorgsame Überarbeitung, an Sally Beesley für die attraktive Gestaltung des Bucheinbandes, an Jennifer Sefa-Boakye für die Koordinierung des Marketings, an Christopher Tominich für das Handhaben unzähliger Details und an alle anderen im Routledge/Taylor and Francis Team, die geholfen haben, dieses Projekt fertigzustellen und den Lesern zur Verfügung zu stellen.

Vorwort zur deutschen Ausgabe

Kaum eine psychische Krankheit hat in den letzten Jahren so starke Kontroversen ausgelöst wie die Beschäftigung mit der ADHS. Es wurde in den letzten 40 Jahren mehrfach das Grundverständnis über die Ursachen und eine angemessene Therapie verändert. Es wurde kontrovers über die Bedeutung der Psychotherapie, die Wirksamkeit der Pharmakotherapie und des Eltern-Kind-Trainings im Rahmen der Behandlung von Kindern mit ADHS diskutiert. Und während dieser Jahrzehnte sind Eltern und Lehrkräfte aktiviert worden und formulierten die Notwendigkeit einer umfassenden Problembearbeitung. Im professionellen Bereich wurden Initiativen von Kinderärzten, Kinder- und Jugendpsychiatern, Kinder- und Jugendlichenpsychotherapeuten, Pädagogen, Ergotherapeuten usw. gestartet, die zu einer besseren Versorgung dieser Kinder und Jugendlichen beitragen wollten und auch vieles bewirkt haben. Bislang wurde noch keine umfassende Bilanz erstellt, wie der Ertrag all dieser Bemühungen zu bewerten ist.

Vermutlich ist der Eindruck nicht völlig falsch, dass die Diskussion um die ADHS nicht so wirklich vorankam. An diesem Punkt setzt das Buch von Thomas Brown an. In sehr provokanten Thesen wird eine neue Sichtweise der ADHS angekündigt, die einige Grundsätze der alten Sichtweise infrage stellt. Auch die überarbeiteten Klassifikationssysteme (DSM-5, ICD-11) vollziehen diesen Wandel zu einer neuen Sichtweise – wenn auch nur zaghaft.

Thomas Brown betrachtet die ADHS als ein komplexes Syndrom von entwicklungsbezogenen Störungen der Exekutivfunktionen, wobei es sich um eine situationsvariable Erkrankung über die Lebensspanne handelt. Eine ADHS schränkt in vielfältiger Weise die Funktionsfähigkeit der Betroffenen im Alltag ein. Die Einschränkungen im Bereich Schule, Ausbildung, Beruf und Familie werden in dem vorliegenden Buch gut beschrieben. Immer wieder wird illustriert, welche Konsequenzen Aufmerksamkeitsprobleme, Defizite im Arbeitsgedächtnis, eine eingeschränkte

Planungskompetenz und unzureichende Beharrlichkeit (Ausdauer) zur Folge haben. Die auffälligen Exekutivfunktionen verhindern, dass ein Selbstmanagement der Patienten gelingt. Selbstmanagement steht letztlich für eine konsequente Planung und Organisation des Alltags.

Manche Sichtweisen in diesem Buch sind neu: ADHS stellt eine Entwicklungsverzögerung der Exekutivfunktionen dar. Selbst viele etablierte pädagogische und psychotherapeutische Ansätze werden durch diese Sichtweise stark relativiert.

Thomas Brown engagiert sich in diesem Buch stark für eine medikamentöse Therapie der ADHS. Über diesen Punkt kann man streiten, jedoch sind vor dem Hintergrund gestörter Exekutivfunktionen die Überlegungen konsequent zu Ende gedacht.

Das vorliegende Buch geht auch sehr klar auf die Konsequenzen der ADHS im Kindes-, Jugend- und Erwachsenenalter ein. Die Vielfalt der komorbiden Beeinträchtigungen und die Stabilität der ADHS werden sehr deutlich illustriert. Die Komplexität der ADHS wird dadurch unterstrichen. Man kann Thomas Brown dabei zustimmen, dass es sich bei der ADHS um eine grundlegende (fundamentale) psychische Störung über die Lebensspanne handelt.

Die vorliegende Textfassung wurde an einigen Stellen gegenüber der Originalausgabe überarbeitet und aktualisiert (z. B. im Hinblick auf das DSM-5). Die Übersetzung fertigte ich gemeinsam mit Benedikt Gers an; Paul Röhr unterstützte uns bei der Textbearbeitung.

Bremen, im Dezember 2017 Franz Petermann

Einleitung

Aufmerksamkeitsdefizitstörung (ADS) oder Aufmerksamkeitsdefizit-Hyperaktivitätsstörung (ADHS) wird in der medizinischen Literatur seit über 100 Jahren mit einer Vielzahl verschiedener Bezeichnungen beschrieben. (In diesem Buch wird der Begriff „ADHS" verwendet, um Aufmerksamkeitsdefizitstörungen mit oder ohne Hyperaktivität zu bezeichnen.) Während eines Großteils dieser Zeit lag der Schwerpunkt auf den Verhaltensproblemen von jungen Kindern, die als überaktiv und unaufmerksam beschrieben wurden. Der Begriff „Aufmerksamkeit" wurde bis 1980 nicht als zentraler Aspekt des Syndroms verwendet (American Psychiatric Association, 1980), zudem stand das auffällige Verhalten im Vordergrund. Heute spricht man immer häufiger von ADHS als Entwicklungsproblematik im Sinne auffälliger Exekutivfunktionen.

Dieses Buch beschreibt dieses neue Verständnis und die kürzlich gewonnenen klinischen und neurowissenschaftlichen Forschungsergebnisse, die diese Sichtweise belegen. Der Leser findet hier, in klarer und zugänglicher Sprache, Informationen darüber, wie die Studien zur Funktionsfähigkeit des Gehirns das Verständnis von ADHS verändert haben. Diese Diskussion beschreibt und elaboriert viele Konzepte und Erkenntnisse bezüglich ADHS, die noch nicht in die Ausführungen im DSM-5 miteinbezogen wurden. Sie geht einen Schritt weiter, als nur Problemverhalten von Menschen mit ADHS aufzulisten, und liefert eine umfassende Sicht der komplexen neurologischen Entwicklungsstörungen und der kognitiven Probleme, die dieser Störung zu unterschiedlichen Zeitpunkten im Lebenslauf zugrunde liegen. Darüber hinaus wird eine Arbeitsdefinition von ADHS vorgeschlagen, die diese Entwicklungsproblematik des Self-Management im Sinne auffälliger Exekutivfunktionen kennzeichnet.

Dieses Buch fasst aktuelle Fakten zusammen, welche Experten im Bereich ADHS publiziert haben. Die Sichtweise, die es vorstellt, wurde über Jahre entwickelt, und viele Befunde wurden unabhängig voneinander in vielen wissenschaftlichen Zeitschriften und Büchern in den letzten 15 Jahren veröffentlicht. Das Buch wird diese Daten und Perspektiven in ein aktuelles und leicht verständliches Paradigma integrieren.

Erkenntnisse der Neurowissenschaften und klinischer Forschung haben zur Folge, dass das traditionelle Bild der ADHS als simple Verhaltensstörung nicht mehr haltbar ist. Es wurde eine Sichtweise erarbeitet, dieses Syndrom neu einzuordnen. Die Exekutivfunktionen werden in den Beschreibungen der ADHS auch im Rahmen der neusten Versionen des Klassifikationssystems DSM-5 kaum berücksichtigt. Dennoch wird diese neue Sichtweise immer häufiger von Experten aus Psychologie, Medizin, Pädagogik und verwandten Gebieten anerkannt. Sie kann dazu dienen, bisher isolierte Stränge der ADHS-Forschung zu integrieren, vor allem, um Probleme, die Menschen mit ADHS mit der Konzentration und bei der Bewältigung von alltäglichen Aufgaben aufweisen, besser zu erkennen und zu verstehen.

Weitere Forschung und die wachsende Anzahl an klinischen Erfahrungen werden letztendlich bessere Ansätze ermitteln, um ADHS zu konzeptualisieren. Aktuell bietet dieses Buch ein neues und hoffentlich hilfreiches Verständnis für Ärzte, klinische Kinderpsychologen, Kinder- und Jugendpsychiater, Kinderärzte, klinische Sozialarbeiter, Pädagogen, Behindertendienstleister sowie interessierte Patienten und deren Angehörige, um ADHS besser einordnen zu können.

Die Forschung hat immer mehr verdeutlicht, dass ADHS prinzipiell keine Verhaltensstörung darstellt und nicht auf die Kindheit beschränkt ist. Das Buch geht von der Annahme aus, dass die ADHS eine komplexe Entwicklungsstörung des Self-Management-Systems des Gehirns (der Exekutivfunktionen) darstellt, welches sich in der frühen Kindheit herausbildet, aber oft nicht erkannt wird, bis die Betroffenen den Herausforderungen des Jugendalters oder des Erwachsenseins begegnen. In manchen Fällen nehmen die ADHS-bezogenen Beeinträchtigungen im Jugendalter ab; in anderen Fällen bleibt die Störung ein Leben lang bestehen.

Dieses Buch beginnt mit einer Übersicht der bekannten, jedoch fehlerhaften Annahmen über die ADHS; es präsentiert außerdem wissenschaftliche Fakten aus Forschungsbefunden, die diese Mythen widerlegen. Aus den neuen Fakten resultiert eine neue Sichtweise, die in den vier folgenden Kapiteln beschrieben wird.

Kapitel 1 präsentiert 35 Mythen über die ADHS, die durch neue Erkenntnisse relativiert werden. Zu jedem dieser Mythen folgt eine kurze Zusammenfassung von Fakten, die jene falschen Annahmen widerlegen.

Kapitel 2 stellt eine Arbeitsdefinition vor, die auf aktueller ADHS-Forschung basiert. Dieses Kapitel beleuchtet zudem die entwicklungsbezogene Sichtweise der ADHS. Kapitel 2 beschreibt auch Gemeinsamkeiten und Unterschiede zwischen den alten und neuen Modellen und fasst anschließend Erkenntnisse zur Prävalenz der ADHS für die verschiedenen Altersgruppen zusammen.

Kapitel 3 berichtet von Befunden, die beschreiben, wie Menschen mit ADHS in unterschiedlichen Entwicklungsphasen in ihren kognitiven Funktionen und alltäglichen Aktivitäten eingeschränkt sind. Aktuelle Befunde zu Unterschieden in der Art und Geschwindigkeit der Gehirnentwicklung münden in die Frage: „Ist das ADHS-Gehirn anders strukturiert oder verbunden?". Kapitel 3 enthält Befunde zur Bedeutung von Emotionen und Motivation bei ADHS. Diese Befunde erklären, warum ADHS-bedingte Einschränkungen bei allen Menschen (unabhängig von ihrer Intelligenz) auftreten. Abschließend werden in Kapitel 3 genetische und umweltbedingte Faktoren zur Entstehung der ADHS diskutiert.

Kapitel 4 präsentiert Ergebnisse darüber, wie Einschränkungen durch ADHS in verschiedenen Lebensphasen angemessen erfasst und diagnostiziert werden können. Diese Sichtweise lässt Zweifel aufkommen, dass ADHS-bezogene Defizite mit traditionellen neuropsychologischen Tests der Exekutivfunktionen beurteilt werden können. Es wird auch gezeigt, wie mit klinischen Interviews und Einschätzungsskalen der neuen Sichtweise der ADHS entsprochen werden kann. Allerdings wird auch aufgezeigt, wo die Grenzen der aktuell unzureichenden Einschätzskalen liegen.

Kapitel 5 gibt eine Übersicht über anerkannte medizinische und psychotherapeutische Behandlungsansätze der ADHS. Es wird gezeigt, wie eine medikamentöse Behandlung die Hirnfunktionen verbessern kann und wie dadurch unterschiedliche Aspekte des Self-Management-Systems im Gehirn beeinflusst werden können. Es wird aber auch über die Nebeneffekte einer solchen Behandlung berichtet und darüber informiert, welche psychotherapeutischen Ansätze kognitive und verhaltensbezogene Funktionen verbessern können.

Kapitel 6 berichtet über die bei ADHS komorbid auftretenden Lern- oder psychiatrischen Störungen. Es wird davon ausgegangen, dass Einschränkungen der Exekutivfunktionen bei ADHS Dyslexie und andere Lernstörungen, Angststörungen und Depressionen, bipolare Störungen, oppositionelles Verhalten, Zwangsstörungen und Messie-Syndrom, Störungen mit Substanzmissbrauch und die Autismus-Spektrum-Störung mitverursachen. Dieses Kapitel postuliert, dass die ADHS nicht mit einem fehlerhaften Softwareprogramm vergleichbar ist, sondern ein Problem mit dem Betriebssystem darstellt, das heißt eine umfassendere, grundlegendere Schwäche, durch welche viele kognitive Funktionen beeinträchtigt sind.

2 Alle Menschen weisen Schwächen mit den Exekutivfunktionen auf.

Obwohl alle Menschen ab und zu an Problemen mit den Exekutivfunktionen leiden, ist eine ADHS-Diagnose nur gerechtfertigt, wenn Menschen signifikante und chronische Einschränkungen aufweisen. Epidemiologische Forschung aus den USA verdeutlicht, dass circa 9 % der Kinder zwischen 6 und 17 Jahren, 8,7 % der Jugendlichen zwischen 13 und 18 Jahren und 4,4 % aller Erwachsenen eine ADHS-Diagnose unter den gegenwärtigen diagnostischen Kriterien aufweisen. Eine weltweite Schätzung aus 102 Studien für Kinder bis zu 18 Jahren aus diversen Kulturen aus der ganzen Welt ergab einen Wert von 5,29 %. Vergleiche zwischen Menschen mit und ohne ADHS haben signifikante Auffälligkeiten in der neurobiologischen Entwicklung belegt.

3 Wenn ein Mensch mit ADHS sich wirklich konzentrieren und wirkungsvoll an einer Aufgabe arbeiten will, kann er sich selbst dazu zwingen. Die Nutzung exekutiver Funktion ist schlicht eine Frage der Willensstärke.

Da Menschen mit ADHS ihre Exekutivfunktionen bei bestimmten Aufgaben, welche sie interessieren oder wenn sie einen Misserfolg fürchten, üblicherweise sehr gut anwenden können, liegt es nahe, dass sie dieselben Funktionen genauso gut auch in anderen Situationen anwenden können, die sie als wichtig erachten – wenn sie nur die Willensstärke aufbringen.

Das neue Modell der ADHS kritisiert die bisherige Sichtweise, da die Nutzung der Exekutivfunktionen automatisch erfolgt. Aus diesem Blickwinkel sind viele Operationen der Exekutivfunktionen ebenso wenig bewusst kontrollierbar wie Erektionsstörungen. Die Steuerung erfolgt aufgrund komplexer Interaktionen gedächtnisbeeinflusster Emotionen und angeborener Reaktionsmuster, die unmittelbar umgesetzt werden.

4 Jeder, der ADHS hat, weist schon in seiner frühen Kindheit klare Anzeichen auf und wird für den Rest seines Lebens Schwierigkeiten mit Exekutivfunktionen aufweisen.

Jahrzehntelang wurde ADHS unter verschiedenen Namen als Störung der Kindheit betrachtet; die diagnostischen Kriterien des DSM-IV schrieben vor, dass wenigstens ein paar der Symptome bis zum siebten Lebensjahr auffällig sein müssen, um eine Diagnose zu stellen. Es zeigte sich jedoch, dass viele Menschen mit ADHS während ihrer Kindheit ganz gut funktionieren und sich bis zum Jugendalter keine signifikanten Symptome manifestieren; erst wenn später größere Herausforderungen für die Exekutivfunktionen auftreten, werden die Probleme evident. Einige Menschen mit ADHS im Kindesalter bilden ihre ADHS-Probleme zurück, wenn sie älter werden.

5 Einschränkungen der Exekutivfunktionen werden am besten durch neuropsychologische Prüfungen der Exekutivfunktionen ermittelt.

Von Neuropsychologen verwendete Tests der Exekutivfunktionen können ADHS-bezogene Einschränkungen der Exekutivfunktionen nicht immer abbilden. Manche Menschen mit ADHS schneiden bei einigen dieser Prüfungen schlecht ab, aber viele absolvieren sie passabel oder sogar sehr gut, trotz der Beschränkungen ihrer Exekutivfunktionen. Das effektivste Mittel zur Abklärung von ADHS ist die Verwendung einer normierten ADHS-Bewertungsskala im Kontext eines semistrukturierten klinischen Interviews. Mittels dieses Vorgehens soll ermittelt werden, ob der Betroffene in der Lage ist, den Alltag zu bewältigen; zudem sollen potenzielle Ursachen der Symptomatik untersucht sowie komorbide Störungen abgeklärt werden. Während neuropsychologische Verfahren versuchen, in einem Zeitrahmen von 5 bis 20 Minuten in einem künstlichen Laborsetting Funktionsmuster zu erfassen, brauchen Einschätzungsskalen größere Zeitspannen und eine größere Auswahl von Settings und Aufgaben.

6 Es ist unwahrscheinlich, dass Menschen mit einem hohen IQ ADHS-bedingte Probleme der Exekutivfunktionen erleben, da sie intelligent genug sind, diese zu überwinden.

Aussagen zur Intelligenz, wie sie in IQ-Tests gemessen wird, unterstützen nicht die neue Sichtweise der dargelegten Probleme der Exekutivfunktionen. Studien zeigen, dass auch Kinder und Erwachsene mit extrem hoher Intelligenz an ADHS leiden und darin eingeschränkt sind, ihre kognitiven Fähigkeiten konsistent und effektiv einzusetzen. Klinische Beobachtungen weisen darauf hin, dass hochintelligente Menschen mit ADHS oft lange Wartezeiten durchleben müssen, bis sie die korrekte Diagnose und angemessene Therapie erhalten. Dies ist hauptsächlich auf unaufgeklärte Lehrkräfte, Eltern, Kliniker und auch die Patienten selbst zurückzuführen, die davon ausgehen, dass ein hoher Intelligenzquotient eine ADHS ausschließt.

7	Moderne Bildgebungsverfahren (wie PET und MRT) oder computerisierte Tests können eine Exekutivfunktionsproblematik, wie sie bei der ADHS oft vorliegt, objektivieren.

Viele behaupten, dass „objektive" Verfahren wie die Positronen-Emissions-Tomografie (PET), die Einzelphotonen-Emissionscomputertomografie (SPECT) oder die funktionelle Magnetresonanztomografie (fMRT) ermitteln können, ob ein Mensch eine ADHS hat oder nicht. Obwohl diese Verfahren in der Forschung nützlich sind, liefern sie keine valide ADHS-Diagnostik. Dieselben Einschränkungen treffen auf computerisierte Verfahren zur Aufmerksamkeitstestung und quantitative Elektroenzephalografie (EEG) zu. Diese Methoden geben nur einen kleinen Einblick in die Hirnfunktionen und erfassen die situationsbedingte Variabilität der Funktionsfähigkeit bei ADHS nicht hinreichend. Diese komplexe Störung kann nur durch ein klinisches Interview valide diagnostiziert werden.

8	Menschen mit ADHS verlieren üblicherweise die Problematik der Exekutivfunktionen bis Anfang zwanzig.

Manche Kinder wachsen sukzessive aus ADHS-bezogenen Einschränkungen heraus, sobald sie das Jugendalter erreicht haben. Für sie ist die ADHS mehr oder weniger eine Entwicklungsverzögerung. In den meisten Fällen verbessert sich die hyperaktive und/oder impulsive Symptomatik im Jugendalter, während die Aufmerksamkeitsprobleme bestehen bleiben und sich sogar verschlimmern können. Nach dieser Zeit finden einige Menschen mit ADHS ein Arbeitsverhältnis und einen Lebensraum, in dem sie ihre Stärken nutzen und Wege finden können, ihre kognitiven Schwächen zu kompensieren.

9	Die Probleme der Exekutivfunktionen sind hauptsächlich im präfrontalen Kortex verankert.

Die Entwicklung bestimmter kortikaler Regionen ist bei Menschen mit einer ADHS in folgenden Merkmalen auffällig: in der Dichte des Rindengewebes, manchen Charakteristiken der parietalen und zerebellaren Regionen, den basalen Ganglien und in den Strängen aus weißer Materie, welche wichtige Hirnregionen verbinden.

10 Emotion und Motivation spielen für die ADHS-relevanten Exekutivfunktionen keine Rolle.

Ältere Studien und diagnostische Kriterien der ADHS beachten kaum die Rolle von Emotion und Motivation. Einige Studien konzentrierten sich ausschließlich auf die Probleme vieler Menschen mit ADHS, ihre Emotionen zu regulieren. Einige Befunde verdeutlichen aber auch, dass bei Menschen mit ADHS chronische emotionale und motivationale Defizite bestehen. Diese Defizite stehen mit dem Belohnungssystem im Gehirn der Menschen mit ADHS im Zusammenhang. Dies zeichnet sich durch Auffälligkeiten im „Abfeuern" von Dopamin im Belohnungssystem aus; das erschwert es ihnen, die Motivation für Aufgaben, die keine unmittelbare und andauernde Verstärkung beinhalten, aufzubauen und aufrechtzuerhalten.

11 Die Problematik der Exekutivfunktionen entsteht nur, wenn eine ADHS vererbt wurde.

Es gibt viele Wege, wie Exekutivfunktionen gestört werden können: traumatische Hirnverletzungen, Schlaganfälle und Alzheimer-Demenz. ADHS-bedingte Störungen der Exekutivfunktionen sind anders. Eine Reihe von Bildgebungsstudien haben gezeigt, dass Kinder und Jugendliche mit einer ADHS im Vergleich zu gesunden Gleichaltrigen eine Entwicklungsverzögerung der Infrastruktur der Exekutivfunktionen von drei bis fünf Jahren aufweisen. In manchen Fällen halten diese Verzögerungen bis ins Erwachsenenalter an.

12 Exekutivfunktionen der ADHS sind üblicherweise nur während des Schulalters problematisch. Sobald der Mensch die Schule verlassen hat, sind die Störungen der Exekutivfunktionen kaum noch ein Problem.

Störungen der Exekutivfunktionen, in Verbindung mit der ADHS, werden oft erst im Grundschulalter bemerkt, da Leistungs- und verhaltensbezogene Anforderungen innerhalb des Klassenzimmers schwierig zu bewältigen sind. Kinder mit einer ADHS meistern diese Anforderungen in den ersten Schuljahren recht gut, merken später jedoch, dass ihre Exekutivfunktionen dem stetig wachsenden Bedarf an Selbstkontrolle und der Bewältigung komplexerer Aufgaben in die Quere kommen. Studien mit Kindern und Jugendlichen mit ADHS weisen jedoch darauf hin, dass auch lange nach der Schulzeit viele Probleme im Beruf, in den sozialen Beziehungen, im Schlafmuster, im Familienleben, im Strukturieren des Haushaltes, im Fahrvermögen und in vielen anderen Anforderungen des Alltags aufweisen.

13 Die neue Sichtweise der ADHS unterscheidet sich völlig von der alten.

Die neue Sichtweise der ADHS unterscheidet sich in vielerlei Hinsicht von älteren Modellen der Störung, die sie hauptsächlich als Cluster von Verhaltensproblemen interpretiert haben. Die neue Sichtweise betrifft nicht nur Kinder, sondern auch Jugendliche und Erwachsene. Dennoch gibt es substanzielle und wichtige überlappende Merkmale der alten und der neuen Sichtweise. Viele Menschen, die die Diagnosekriterien der neuen Sichtweise erfüllen, täten dies auch nach der alten Sichtweise. Die alte Sichtweise ist deshalb überholt, weil sie nicht die Breite, die Komplexität und die Langlebigkeit des Syndroms einfangen kann.

14 Die ADHS tritt hauptsächlich bei Männern und selten bei Frauen auf.

Durchschnittlich werden pro Mädchen drei Jungs mit einer ADHS diagnostiziert. Jungs fallen mutmaßlich deshalb häufiger auf, da die Probleme von Lehrkräften und Eltern als besonders störend empfunden werden. Laut epidemiologischen Studien liegt das Verhältnis im Erwachsenenalter bei 1,6 Männern pro Frau. In Kliniken, die eine ADHS im Erwachsenenalter diagnostizieren, ist das Geschlechterverhältnis relativ ausgeglichen. In der Kindheit oder im Jugendalter diagnostizierte Mädchen leiden, so scheint es, an der genau gleichen Problematik wie Jungs. Es ist derzeit nicht bekannt, ob die Prävalenzrate sich ändern wird, wenn epidemiologischen Studien die Sichtweise, wie sie in Kapitel 2 beschrieben wird, zugrunde liegt. Da die neue Sichtweise hauptsächlich auf kognitive Störungen anstatt auf störendes Verhalten fokussiert ist, nähert sich das Geschlechterverhältnis an. Manche Studien mit Erwachsenen, die Einschätzskalen verwendeten, fanden kaum einen signifikanten Unterschied zwischen den beiden Geschlechtern.

15 Wenn ein Mensch mit einer ADHS in der Kindheit hyperaktiv und impulsiv ist, wird das auch im Erwachsenenalter der Fall sein.

Bei vielen Menschen mit einer ADHS liegt eine extreme Hyperaktivität oder Impulsivität in der Kindheit oder darüber hinaus vor. Ein erheblicher Prozentsatz der Menschen, die hyperaktiv und impulsiv in der Kindheit sind, wächst aus dieser Symptomatik bis zum frühen Jugendalter heraus. Dennoch bleiben Probleme bei der fokussierten und dauerhaften Aufmerksamkeit, dem Strukturieren und Beginnen von Aufgaben, der Emotionskontrolle, dem Arbeitsgedächtnis usw. bestehen und verschlimmern sich oft sogar mit dem Eintritt ins Jugend- und Erwachsenenalter.

16 ADHS-bezogene Störungen der Exekutivfunktionen entstehen hauptsächlich aus einer „chemischen Unausgeglichenheit" im Gehirn.

Der Begriff „chemische Unausgeglichenheit im Gehirn" wird häufig verwendet, um die Problematik der ADHS zu erklären. Dies suggeriert, dass sich chemische Substanzen in der zerebralen Rückenmarksflüssigkeit, welche das Hirn umgibt, in zu hoher Konzentration befindet. Diese Annahme ist schlichtweg falsch. Störungen der ADHS liegt kein globaler Exzess oder der Mangel einer bestimmten Chemikalie im und um das Gehirn zugrunde. Primär liegt das Problem in der Herstellung, der Freisetzung und der Verfügbarkeit von Chemikalien an den Synapsen; Synapsen sind die Trillionen unendlich kleinen Verknüpfungen von Neuronen, die wichtige Aufgaben im Management-System des Hirns übernehmen. Das Gehirn ist im Grunde ein riesiges elektrisches System mit multiplen Untersystemen, die stets miteinander kommunizieren müssen, um Aufgaben zu bewältigen. Dieses System funktioniert auf der Basis von schwachen elektrischen Impulsen, die Nachrichten von einer Nervenzelle zur nächsten in einem Bruchteil von Sekunden übertragen. Diese Nervenzellen sind jedoch nicht physisch verbunden; an jedem Verbindungspunkt gibt es Lücken. Diese Lücke muss ein elektronischer Impuls überspringen, um Nachrichten von einer Nervenzelle zur anderen zu bringen. Die Ankunft dieser Impulse verursacht winzige „Mikropunkte" eines freisetzenden Neurotransmitters. Menschen mit einer ADHS tendieren dazu, nicht genug dieser wesentlichen Chemikalien freizusetzen, oder sie zu schnell freizusetzen und nachzuladen, sodass keine ausreichende Verbindung entstehen konnte. Eine Pharmakotherapie verbessert diesen Prozess.

17 Es gibt keine Unterschiede in der Entwicklung und Funktionsfähigkeit des Gehirns zwischen Menschen mit ADHS-bezogenen Problemen der Exekutivfunktionen und Menschen ohne ADHS.

Bildgebungsverfahren haben eine Reihe an Belegen für eine unterschiedliche Entwicklung des Gehirns zwischen Menschen mit und ohne ADHS gefunden. So gibt es, obwohl die meisten Facetten der Hirnentwicklung bei Kindern mit und ohne ADHS identisch sind, mehrere spezifische Hirnregionen, die drei bis fünf Jahre länger benötigen, bis sie sich bei Kindern mit ADHS voll entwickeln; diese Regionen sind besonders für den Bereich der Exekutivfunktionen von Bedeutung. Facetten, die sich unterscheiden, beziehen sich auf die Dichte des Rindengewebes, die globalen Reduktionen der grauen Substanz und die Art der Vernetzung in Hirnregionen im Bereich der weißen Substanz. Daraus resultieren eine weniger effiziente Kommunikation zwischen bestimmten Hirnregionen und Unterschiede in der Oszillationsrate der neuroelektrischen Aktivität, die für die Kommunikation zwischen unterschiedlichen Hirnregionen ebenfalls entscheidend ist. Menschen mit und ohne ADHS unterscheiden sich auch in der Fähigkeit, aus dem Ruhenetzwerk entstehende Oszillationen zu unterdrücken und diesen Zustand aufrechtzuerhalten, um Daueraufmerksamkeit herzustellen.

18 ADHS ist in manchen Fällen heilbar, sodass danach keine weitere Therapie notwendig ist.

Durch eine medikamentöse Behandlung ist die ADHS nicht heilbar. Sie gleicht nicht dem Einsatz von Antibiotika, die einen Infekt heilen, wenn sie gewissenhaft einige Tage oder Wochen eingenommen werden. ADHS-Medikamente funktionieren eher wie Brillen, die das Sehvermögen von Menschen verbessern oder sogar normalisieren, wenn sie getragen werden, aber nicht die Augenkrankheit heilen. Wenn die Brille abgenommen wird, tritt das Problem wieder auf. Der Großteil der zurzeit verfügbaren ADHS-Medikamente wirkt zwei bis zwölf Stunden und verliert dann stetig an Wirkung. Manche Menschen, die diese Medikamente einnehmen, stellen fest, dass sie sie ab einem gewissen Zeitpunkt nicht mehr zu nehmen brauchen; sie sind in der Lage, auch ohne die Medikamente den Umständen entsprechend gut zu funktionieren. Dies liegt manchmal an einer altersbedingten neurobiologischen Reifung, wobei diese Prozesse bei Kindern mit ADHS etwas langsamer ablaufen. In anderen Fällen ist diese Verbesserung auf eine veränderte Situation zurückzuführen: eine unterstützende Lehrkraft, ein weniger anspruchsvoller Job oder neue Ressourcen. Solche Verbesserungen ohne Medikation können temporär oder dauerhaft auftreten.

19 ADHS ist primär ein Problem in den USA.

Lange Zeit hat man angenommen, dass die ADHS ein spezifisches Problem der USA sei, da die Prävalenz in anderen Ländern wesentlich niedriger war. Es wurde jedoch deutlich, dass viele dieser Daten durch unterschiedliche diagnostische Kriterien verzerrt waren. Neuere Studien, die das Auftreten von ADHS auf der Basis ähnlicher diagnostischer Kriterien vergleichen, weisen auf etwas niedrigere, aber ähnliche Raten in vielen Ländern hin, auch wenn sich Kulturen und wirtschaftliche Lage unterscheiden. Eine Metaanalyse von 102 Studien und 171000 Kindern aller Regionen der Welt ermittelte eine Prävalenz von 5,29 % für Kinder bis maximal 18 Jahre. Nur wenige Studien außerhalb der USA ermitteln die Prävalenzrate der ADHS bei Erwachsenen, da viele Länder die ADHS bei Erwachsenen noch nicht als Störung anerkennen. Nach aktuellen Schätzungen für die USA auf der Basis der DSM-5-Kriterien weisen 9 % aller Kinder und Jugendlichen und 4,4 % der Erwachsenen eine ADHS auf.

20 Die zur Behandlung ADHS-bezogener Exekutivfunktionsstörungen verwendeten Stimulanzien machen stark abhängig und bergen ein erhebliches kardiovaskuläres Risiko.

Stimulanzien werden am häufigsten zur ADHS-Behandlung eingesetzt; manche Medikamente sind seit den 1930er-, andere seit den 1950er-Jahren verfügbar. Neuere Formen basieren auf denselben Inhaltsstoffen wie die ursprünglichen Medikamente. In den USA sind Stimulanzien als Medikamente mit einem Suchtpotenzial klassifiziert. Dies liegt daran, dass diese Mittel, wenn sie in exzessiver Menge eingenommen werden, stark suchterzeugend wirken. Die Daten zeigen jedoch, dass das Risiko extrem niedrig ist, solange die Mittel oral und nicht intravenös eingenommen werden. Große Studien mit Stimulanzien zeigen auch, dass ernste kardiovaskuläre Probleme, wie gefährlich hoher Blutdruck, Herzinfarkte oder Schlaganfälle, nicht häufiger auftreten als in der Allgemeinbevölkerung.

21 Dosis und Timing der medikamentösen Behandlung sind bei Menschen in ähnlichem Alter und bei ähnlichem Körpergewicht gleich.

Obwohl manche Medikamente in einer Dosis an Alter, Gewicht und Ausprägung der Symptomatik angepasst verschrieben werden können, ist dies bei Stimulanzien nicht der Fall. Die Feinregulation von Dosierung und Timing der Einnahme ist sehr wichtig, da die optimale Dosis vom Körper des Patienten abhängt. Üblicherweise muss dies über Trial and Error ermittelt werden, wobei mit einer sehr niedrigen Dosierung begonnen und sukzessive erhöht wird, bis Nebeneffekte eintreten oder die maximale Dosis erreicht ist. Oft muss die Dosierung morgens höher sein und über den Tag reduziert werden – aber manchmal funktioniert auch das Gegenteil ideal. Manche Jugendliche und Erwachsene brauchen niedrigere Dosierungen, als für junge Kinder verschrieben werden; manche junge Kinder brauchen höhere Dosierungen als ihre Gleichaltrigen.

22 Es gibt keine Belege, dass ADHS-Medikamente die Exekutivfunktionsstörungen tatsächlich verbessern oder nachhaltig wirken.

Erstens: Bildgebungsstudien haben gezeigt, dass Stimulanzien folgende Bereiche verbessern: Aufmerksamkeit, funktionelle Verbindungen zwischen exekutivfunktionsrelevanten Hirnregionen, Arbeitsgedächtnis, die empfundene Langeweile während der Aufgabenbearbeitung und Normalisierung der strukturellen Abnormitäten in bestimmten Hirnregionen.

Zweitens: Experimente, welche die Leistungsfähigkeit von Kindern mit ADHS mit Kontrollgruppen oder Kinder nach einer Medikamenteneinnahme mit einer Placebogruppe verglichen, zeigten, dass Kinder nach der Einnahme einer angemessenen Dosis auffälliges Verhalten im Klassenzimmer reduzieren. Experimente belegten auch, dass die Medikamente Menschen mit einer ADHS helfen, ihre Geschwindigkeit und Genauigkeit beim Lösen arithmetischer Aufgaben zu optimieren; die Medikamente verbessern die Ausdauer beim Lösen frustrierender Aufgaben, das Arbeitsgedächtnis und die Motivation, Aufgaben in angemessener Weise zu bewältigen. Diese Ergebnisse bedeuten nicht, dass alle Kinder mit solchen Medikamenten solche Resultate erzielen, sich aber im Durchschnitt bedeutsam verbessern.

Drittens: Eine große Anzahl an klinischen Studien verglich die Effektivität von ADHS-Medikamenten mit Placebos und zeigte, dass diese Medikationen (sowohl Stimulanzien als Nichtstimulanzien) den meisten ADHS-Patienten helfen. Die meisten Studien benutzten die diagnostischen Kriterien des DSM-IV (Vgl. Kap. 2).

Auch wenn Medikamente nur kurzfristig wirken, sind bessere Leistungen im Klassenzimmer und in Tests zu beobachten; zudem sinkt die Rate der Schulabbrecher, und mehr erfolgreiche Schulabschlüsse werden erreicht. Zudem können Lernprozesse optimiert werden.

23 ADHS-Medikamente stellen für Vorschulkinder ein Risiko dar.

Auch wenn viele Kinder mit ADHS keine gravierenden Probleme bis zum Grundschulalter haben, tritt Problemverhalten schon bei manchen Vorschülern zwischen drei und sechs Jahren auf. Ein Großteil der Vorschulkinder mit mittelschwerer bis schwerer ADHS kann deutlich von einer Stimulanzienbehandlung profitieren. In dieser jüngeren Altersgruppe sind Nebeneffekte etwas verbreiteter als bei älteren Kindern, auch wenn sie minimal sind. 2012 empfahl die American Academy of Pediatrics, dass Kinder zwischen vier und fünf Jahren mit einer massiven ADHS-Problematik zunächst mit Verhaltenstherapie und, falls diese innerhalb der ersten neun Monate nicht erfolgreich war, dann mit Stimulanzien behandelt werden sollten.

24 Es gibt keine Belege, dass eine medikamentöse ADHS-Behandlung den Schulerfolg verbessert.

Längsschnittstudien haben gezeigt, dass Kinder mit ADHS häufiger schwächere Lesefähigkeiten besitzen, weniger häufig weiterführende Schulen besuchen, häufiger unentschuldigt die Schule schwänzen und sitzenbleiben; sie werden von ihren Lehrkräften als schwächer bewertet und brechen (unabhängig von ihrer Intelligenz) häufiger die Schule ab.

Mit Stimulanzien behandelte Kinder erzielen bessere Werte im Bereich Lesen und schwänzen seltener die Schule. Zusätzliche Faktoren, wie das Bildungsniveau der Eltern oder komorbide Störungen, wirken sich auch auf diese Ergebnisse aus. Vor allem

Aufmerksamkeitsprobleme zwischen Kindergarten und dem zwölften Lebensjahr führen zum Schulabbruch in der Oberstufe.

Die Dauer der medikamentösen Behandlung wirkt sich ebenfalls auf das Ergebnis aus. Schüler mit einer ADHS, die Medikamente für mindestens ein Jahr erhielten, erzielten bessere Werte in standardisierten Lese-, Schreib- und Mathematiktests und bessere Zeugnisnoten als Kinder mit einer ADHS, die keine solche Dauerbehandlung erhielten. Eine andere Studie demonstrierte, dass Kinder mit ADHS, deren Behandlung vor Schulbeginn startete, durchschnittlich besser in der Schule abschnitten als Kinder, deren Behandlung erst später in ihrer schulischen Laufbahn begann.

25 Psychosoziale Maßnahmen sind genauso effektiv wie ADHS-Medikamente.

Vergleicht man Verhaltensmodifikationen und kognitive Verhaltenstherapie mit purer medikamentöser Behandlung, dann kommt dieser eine entscheidende Rolle am Behandlungserfolg zu. Eltern und Lehrkräften von jungen Kindern mit einer ADHS Techniken der operanten Konditionierung beizubringen, reduziert störendes Verhalten und verbessert Aufmerksamkeit gegenüber Aufgaben. Dennoch scheinen psychosoziale Maßnahmen Problemverhalten am nachhaltigsten zu verändern, wenn die medikamentöse Behandlung konsequent beibehalten wird. Darüber hinaus konnte nicht belegt werden, dass eine Verhaltenstherapie kognitive Störungen, zum Beispiel im Bereich des Arbeitsgedächtnisses oder der Daueraufmerksamkeit, verbessert.

26 Depressionen, Angststörungen, Zwangsstörungen oder andere psychische Probleme sind bei Menschen mit einer ADHS nicht wahrscheinlicher als bei Gleichaltrigen.

Mehrere epidemiologische Studien haben gezeigt, dass Kinder und Erwachsene mit ADHS häufiger eine oder mehrere zusätzliche psychische und/oder Lernstörungen entwickeln, verglichen mit Menschen ohne eine ADHS. Eine Metaanalyse von 21 Studien zeigte, dass die Wahrscheinlichkeit von Angststörungen, Depressionen oder oppositionellem Verhalten bei Kindern mit ADHS etwa 3- bis 10,7-mal (je nach Störung) höher ist als bei Kindern ohne ADHS. Unter Erwachsenen mit einer ADHS ist die Wahrscheinlichkeit, eine weitere psychische Störung bis zum 44. Lebensjahr zu entwickeln, mehr als sechsmal so hoch wie bei Erwachsenen ohne eine ADHS. Diese erhöhten Raten für komorbide Störungen bei Menschen mit ADHS können teilweise auf genetische Faktoren zurückgeführt werden. Da jedoch die Probleme der Exekutivfunktionen auch bei vielen anderen Lern- und psychischen Störungen auftreten, könnte ADHS eine Störung sein, die vielen anderen zugrunde liegt.

27 Lernstörungen wie Legasthenie, Dyskalkulie und Störung des schriftlichen Ausdrucks stehen nicht mit ADHS in Beziehung. Diese Störungen brauchen eine gezielte pädagogische Förderung und keine medikamentöse Behandlung.

Lernstörungen wie Legasthenie, Dyskalkulie und Störung des schriftlichen Ausdrucks wurden über Jahrzehnte als komplett unabhängig von ADHS betrachtet. Neuere Studien zeigen, dass die mit der neuen ADHS-Sichtweise verbundenen Probleme der Exekutivfunktionen eine wichtige Rolle bei jeder primären Lernstörung spielen. Kinder mit ADHS entwickeln häufiger eine oder mehrere dieser Lernstörungen. Die Fähigkeit, sich zu konzentrieren und die Aufmerksamkeit aufrechtzuerhalten, sich mit der Aufgabe zu beschäftigen und das Arbeitsgedächtnis optimal zu nutzen, ist entscheidend für gute Leistungen im Bereich der Sprache und Mathematik. Viele Schüler mit einer ADHS haben schlechte Schulleistungen. Bei manchen sind die Probleme so groß, dass die Diagnose „Lernstörung“ gerechtfertigt erscheint.

28 Die meisten Kinder mit einer ADHS zeigen zusätzlich oppositionelles Verhalten, was üblicherweise zu dissozialem Verhalten führt.

Unter Kindern mit einer ADHS schwankt die Inzidenzrate von Störung mit oppositionellem Verhalten von 40 bis 70 %; diese hohen Raten treten bei ADHS, aber nicht bei einer Aufmerksamkeitsstörung auf. Oppositionelles Verhalten zeigt sich als ungehorsames, trotziges und/oder aggressives Verhalten gegenüber Autoritäten. Es geht oft mit Schwierigkeiten der Wutkontrolle einher und schließt impulsive Reaktionen bei Frustrationen mit ein. Typischerweise setzt oppositionelles Verhalten ab dem zwölften Lebensjahr ein, hält für circa sechs Jahre an und nimmt dann mehr und mehr ab.

Mehr als 70 % der mit dieser Störung diagnostizierten Kinder erfüllen niemals die diagnostischen Kriterien einer Störung des Sozialverhaltens, die häufig einen Vorläufer dissozialen Verhaltens darstellt.

29 Zwangsstörungen sind selten mit einer ADHS verknüpft.

Neue Studien belegen, dass Zwangsstörungen nicht in die Gruppe der Angststörungen gehören, sondern es sich primär um eine Störung der Inhibitionsfähigkeiten handelt, die den betroffenen Menschen erheblichen Stress verursachen. Betroffene kommen von festgefahrenen Sorgen oder Aktivitätenmustern nicht mehr los und haben große Schwierigkeiten, sich anderen Dingen zu widmen. Sie weisen erhebliche Schwierigkeiten auf, das große Ganze zu sehen. Unter Kindern und Jugendlichen mit einer Zwangsstörung weisen 26 bis 59 % eine ADHS auf.

30 Es wurde ein Gen gefunden, das erklärt, warum Menschen mit ADHS Probleme mit Exekutivfunktionen aufweisen.

Trotz intensiver genetischer Forschung wurde noch kein einzelnes Gen oder Gene als Ursache der ADHS oder einzelner ADHS-Symptome gefunden. Neue Forschung hat zwei Auffälligkeiten identifiziert, die mit der ADHS verknüpft sind, jedoch nicht kausal interpretiert werden dürfen. Diese genetischen Auffälligkeiten sind vielversprechend auf der Suche nach genetischen Faktoren, die zur ADHS beitragen. Vermutlich ist die Komplexität der Störung nur durch Marker an Genen erklärbar, wobei jedes einzelne Gen nur einen kleinen Beitrag zur Entwicklung der ADHS leistet.

31 Wenn Kinder oder Jugendliche mit einer ADHS mit Stimulanzien behandelt werden, sind sie gefährdet, eine Suchterkrankung zu entwickeln.

Es gibt stichhaltige Belege, dass ein Kind mit einer ADHS im Vergleich zu Gleichaltrigen eine doppelt so hohe Wahrscheinlichkeit besitzt, eine Suchterkrankung zu entwickeln. Dies bedeutet jedoch nicht, dass alle Menschen mit ADHS irgendwann suchtkrank werden. Die am häufigsten missbrauchten Substanzen sind Zigaretten, Marihuana und Alkohol. Das erhöhte Risiko einer Suchterkrankung scheint sowohl aus einer genetischen Vulnerabilität als auch aus einer chronischen Überforderung, mit den schulischen Anforderungen klarzukommen, zu resultieren. Eine effektive medikamentöse Behandlung der ADHS reduziert das Risiko einer Suchterkrankung.

32 Eine Autismus-Spektrum-Störung und ADHS sollten nicht als Kombi-Diagnose vergeben werden, da die Störungen völlig unterschiedlich behandelt werden müssen.

Obwohl die diagnostischen Kriterien der ADHS im DSM-IV fordern, dass eine ADHS-Diagnose nicht bei Menschen mit Autismus oder einer tief greifenden Entwicklungsstörung vergeben werden darf, wurde diese Anforderung von vielen klinischen und einigen epidemiologischen Studien angezweifelt. Studien haben gezeigt, dass viele Menschen mit einer ADHS auch Merkmale einer Autismus-Spektrum-Störung (ASS) aufweisen und eine solche zusätzlich diagnostiziert werden darf. Studien haben überdies gezeigt, dass ADHS-Medikamente auch Menschen mit ASS dabei helfen können, ADHS-bezogene Schwächen zu lindern. Darüber hinaus helfen ADHS-Medikamente Menschen mit ASS und einer ADHS auch dabei, einige Probleme in der sozialen Interaktion und bezogen auf empathisches Verhalten zu reduzieren.

33 Ein Schlafmangel verursacht oft die mit einer ADHS verbundenen Probleme der Exekutivfunktionen.

Die chronischen Probleme der Exekutivfunktionen bei ADHS werden nicht durch einen unzureichenden Schlaf verursacht. Für die meisten von ADHS Betroffenen sind die Probleme der Schlafregulation und des nächtlichen Durchschlafens belastend. Ein Großteil der Kinder, Jugendlichen und Erwachsenen mit ADHS hat Probleme, zu einem festgelegten Zeitpunkt einzuschlafen, morgens diszipliniert aufzustehen und die Morgenroutine zu beginnen. Viele Betroffene haben auch Schwierigkeiten, über den Tagesverlauf vigilant zu sein, insbesondere wenn sie sich nicht bewegen oder viel reden können.

34 Die ADHS-Problematik hält manchmal bis ins Erwachsenenalter an, aber dann lässt sie häufig bis zum mittleren Lebensalter nach.

Die Problematik der ADHS wird dann besonders auffällig, wenn die Alltagsanforderungen nicht erfüllt werden können und die Potenziale dazu nicht ausreichen. Idealerweise sollte ein Erwachsener mit ADHS einen Job haben, der zu seinen Talenten passt, und am Arbeitsplatz sollten Kollegen in der Lage sein, die für Menschen mit ADHS schwierigen Funktionen zu übernehmen. Wird jedoch ein Beruf ausgewählt, wo diese Bedingungen nicht gegeben sind, können die ADHS-Probleme noch viel deutlicher in den Vordergrund rücken. Ähnlich verhält es sich in der Partnerschaft; übernimmt der Partner/die Partnerin Aufgaben, die für Menschen mit ADHS schlecht bewältigt werden können, wird der Alltag befriedigend ablaufen und der Betroffene in anderer Weise angemessene Aufgaben übernehmen können. Fällt die Unterstützung durch Krankheit, Trennung, Scheidung oder Tod weg, wird der Mensch mit ADHS plötzlich mit vielen Problemen konfrontiert, die er sehr schwer bewältigen kann. Obwohl viele Menschen erleben, dass ihre ADHS mit dem Älterwerden weniger problematisch wird (z.B. aufgrund des Wegfalls von Anforderungen), gibt es viele, die damit lebenslang Probleme haben. Viele Menschen mit ADHS behalten ihre funktionellen Störungen bis weit ins mittlere Alter und oft darüber hinaus. Zusätzlich können körperliche Veränderungen ein spätes Auftreten ADHS-ähnlicher Probleme verursachen (z.B. bei Frauen während und nach den Wechseljahren). Die ADHS-Problematik im mittleren und späteren Alter wurde bis jetzt noch nicht hinreichend erforscht.

35 ADHS ist nur eine von vielen psychischen Störungen.

Die ADHS unterscheidet sich von vielen anderen psychischen Störungen dadurch, dass sie mit vielen anderen Störungen komorbid auftritt. Andere Lern- und psychische Störungen können mit einem fehlerhaften Softwareprogramm verglichen werden, welches, wenn es nicht funktioniert, mit einzelnen Funktionen interferiert. Nach der neuen Sichtweise kann die ADHS eher als gestörtes Betriebssystem beschrieben werden, das als grundlegende Schwäche viele kognitive Funktionen beeinträchtigt.

2 Eine neue Sichtweise für eine alte Störung – ADHS als Problem der Exekutivfunktionen

Alte und neue Definitionen der ADHS

In den vergangenen beiden Jahrzehnten hat sich das Verständnis von ADHS geändert. Dieser Wandel beruht nicht auf einer neuen Theorie, sondern auf einer fundamentalen Veränderung im Verständnis der Störung selbst. Die Erforschung der ADHS führte zu Befunden, die die alte Sichtweise der ADHS als simple Verhaltensstörung stark infrage stellten.

Die alte Sichtweise kann man unter dem Titel „Dennis, der Quälgeist" zusammenfassen; gemeint ist ein kleiner Junge, sehr ruhelos, impulsiv und hyperaktiv, zwar liebenswert, der sich jedoch immer danebenbenimmt und seine Eltern und Lehrkräfte frustriert. Die neue Sichtweise stellt den Menschen mit ADHS in einer ganz anderen und komplexeren Weise dar: als Menschen, der Probleme beim Fokussieren, Beginnen von Aufgaben, Aufrechterhalten der Leistung, Gebrauch des Arbeitsgedächtnisses und Modulieren von Emotionen aufweist. Mit einer solchen Problematik können (über die Lebensspanne bei Frauen und Männern) Alltagsanforderungen nur schwer bewältigt werden. Ist die Diagnose „ADHS" gesichert, dann handelt es sich um eine chronische Störung.

Dieses Buch versucht, eine große Vielfalt von Befunden zu integrieren, die das neue Verständnis der ADHS begründen helfen.

Zentrale Konzepte dieser neuen Sichtweise sind im folgenden Kasten genannt. Elemente dieser Arbeitsdefinition werden auf den folgenden Seiten ausgeführt.

Eine neue Arbeitsdefinition der ADHS

ADHS =

- Ein komplexes Syndrom von
- entwicklungsbezogenen Störungen der Exekutivfunktionen,

- des „Selbstmanagement"-Systems des Hirns,
- eines Systems von größtenteils unbewussten Operationen.
- Diese Störungen sind situationsvariabel,
- chronisch und schränken die Funktionsfähigkeit im Alltag erheblich ein.

Diese Arbeitsdefinition der ADHS hat sechs Elemente. Jedes dieser Elemente wird ausgeführt. Diese Arbeitsdefinition wird in jedem Abschnitt wiederholt – um zu betonen, wie diese Elemente zusammengehören. Eine ausführlichere Erläuterung der forschungsrelevanten Hintergründe dieser Elemente wird in den folgenden Kapiteln vertieft.

ADHS =
- **Ein komplexes Syndrom von**
- entwicklungsbezogenen Störungen der Exekutivfunktionen,
- des „Selbstmanagement"-Systems des Hirns,
- einem System von größtenteils unbewussten Operationen.
- Diese Störungen sind situationsvariabel,
- chronisch und schränken die Funktionsfähigkeit im Alltags erheblich ein.

ADHS ist ein komplexes Syndrom

Die Störung wurde lange als Hyperaktivität oder als Verhaltensstörung im Kindesalter (American Psychiatric Association, 1980, 1987) begriffen. In dieser Zeit wurde diese Diagnose nur jungen Kindern gegeben, die chronisch ruhelos und impulsiv waren und sich zu Hause und in der Schule oft daneben benahmen. Wir wissen jetzt, dass viele Menschen mit einer ADHS nie hyperaktiv waren und nie bedeutsame Verhaltensprobleme aufwiesen. Selbst für jene, die Verhaltensprobleme in der Kindheit hatten, sind diese Schwierigkeiten nicht so problematisch wie die kognitiven Störungen im Rahmen der ADHS, die sich im Entwicklungsverlauf einstellen.

Im Mittelpunkt der neuen Sichtweise der ADHS ist die Ansicht, dass sie keine Störung des Verhaltens, sondern eine Störung in der Entwicklung des Management-Systems des Hirns ist, das heißt mit Problemen der Exekutivfunktionen einhergeht. Mit dieser Definition der Exekutivfunktionen lassen sich die Funktionen der Hirnregionen beschreiben, die andere kognitive Funktionen priorisieren, integrieren und regulieren. Exekutive Funktionen dienen als Mechanismus der „Selbstregulation" (Vohs & Baumeister, 2004).

In ihrem berühmten Text über neuropsychologische Verfahren beschrieben Lezak und Kollegen (2004, S. 35) Exekutivfunktionen als „die Kapazitäten, die es einem Menschen ermöglichen, erfolgreich ein unabhängiges, nützliches Verhalten zu zeigen .... Es geht also darum, *wie oder ob* ein Mensch etwas angeht (z. B. Wirst du es tun, und wenn ja, wie und wann?)“.

In dieser Beschreibung betonten Lezak et al. (2004) die Bedeutung der Exekutivfunktionen für das Selbstmanagement. Die Formulierung weist zudem auf den Aspekt der Motivation hin, das heißt die Rolle der Exekutivfunktionen in der Entscheidung eines Menschen, was er tun wird und wann.

Lezak et al. (2004) betonten die entscheidende Bedeutung der Exekutivfunktionen und bemerkten, dass diese nicht direkt damit verbunden sind, wie gut jemand bei verschiedenen Tests abschneidet:

> *Störungen der Exekutivfunktionen erkennt man an einem Mangel an Selbstkontrolle, einer labilen oder verflachten Emotionalität, einer hohen Erregbarkeit oder Reizbarkeit, Impulsivität, unberechenbarer Nachlässigkeit und Schwierigkeiten bei der Aufmerksamkeitslenkung ... . Andere Defekte der Exekutivfunktionen sind nicht so offensichtlich ... . Möglicherweise bildet das ernsthaftere Problem die eingeschränkte Fähigkeit, sich selbst zu aktivieren oder zu motivieren. Es besteht ein Organisations- und Planungsdefizit.*

Die ADHS ist ein Syndrom der Störungen dieser Exekutivfunktionen – nicht bloß eines oder zweier Probleme, sondern eines Clusters von Schwierigkeiten, die gemeinsam auftreten. Menschen mit einer ADHS sind nicht alle gleich; sie können in bestimmten Begabungen stark abweichen, aber bei den meisten manifestieren sich chronische Schwierigkeiten in mehreren wichtigen Domänen der Funktionsfähigkeit. Das folgende Modell **(Abb. 2-1)** beschreibt Exekutivfunktionen, die von jedem gebraucht werden:

Die sechs Bereiche der **Abbildung 2-1** stellen keine umschriebenen Merkmale wie Körpergröße, Gewicht oder Blutdruck dar, sondern komplex verbundene kognitive Funktionen. Die folgenden Absätze beschreiben die sechs Bereiche genauer.

1. **Aktivierung:** Aufgaben und Materialien strukturieren, Zeit einschätzen, Aufgaben priorisieren und mit Aufgaben anfangen. Menschen mit einer ADHS weisen eine exzessive Prokrastination auf. Oft verschieben sie den Beginn einer Aufgabe bis zur letzten Minute, selbst wenn sie diese als sehr wichtig für sich erkennen. Es scheint so, dass sie sich erst durch den drohenden Notfall motivieren können.

deren ADHS-Symptome Hyperaktivität und Impulsivität umfassen. Barkleys Sichtweise unterstreicht die Inhibitionsfähigkeiten als primären Aspekt der ADHS; Browns Modell beinhaltet die Selbstregulation als einen von sechs gleichberechtigten Symptomclustern. Barkley beschreibt die Exekutivfunktionen als grundsätzlich bewusste Fähigkeiten; er stuft weniger bewusste Funktionen zurück, wie Vigilanz, Aufmerksamkeit und Gedächtnis, die eher automatisch auf einem „prä-exekutiven Level" operieren (Barkley, 2012b). Im Gegensatz dazu argumentiert Brown, dass Exekutivfunktionen meistens automatisch ablaufen.

Barkley (2012a) legte eine Studie an Erwachsenen mit einer Symptomatik vor, die er als „schleppendes kognitives Tempo" (SKT) bezeichnet, die die Exekutivfunktionen beeinträchtigen; SKT bedeutet u.a. exzessive Tagträumerei; schnell einsetzende Langeweile; verringerte Aktivität; Probleme, in langweiligen Situationen wachsam zu bleiben.

Lediglich aufgrund von Selbsteinschätzungsberichten argumentiert er, dass Menschen mit einer stark ausgeprägten SKT eher eine abgegrenzte Störung haben, und nicht ADHS. Barkleys Vergleichsstichprobe bestand zu zwei Dritteln aus Menschen des hyperaktiv-impulsiven oder des kombinierten Typs der ADHS; nur ein Drittel wies nur eine Aufmerksamkeitsproblematik auf. Nach der Sichtweise von Brown wären praktisch alle SKT-Symptome Aspekte der durch ADHS gestörten Exekutivfunktionen.

Diese verschiedenen Sichtweisen der ADHS basieren auf unterschiedlichen Datenquellen. Douglas' (1988) Sichtweise basiert auf Laborexperimenten mit ADHS-diagnostizierten Kindern, jene von Barkley auf der Basis der Jacob Bronowskischen Theorie der Rolle der Sprache innerhalb der Verhaltenssteuerung (Barkley, 1997). Bronowski betonte die Verhaltensinhibition, damit Sprache und Gedächtnis die Planung und das Verhalten genügend steuern können. Barkley (1997) erläuterte, wie er das Bronowskische Modell mit anderen neurowissenschaftlichen Konzepten (Fuster, Goldman-Rakic, Damasio) kombinierte, um ADHS als Störung der exekutiven Funktionen zu konzeptualisieren.

Browns Sichtweise (vgl. **Abb. 2-1**) basiert auf klinischen Studien an Kindern, Jugendlichen und Erwachsenen, die nach den Kriterien des DSM-III/IV (American Psychiatric Association, 1980, 1994) mit einer ADHS diagnostiziert waren. Sie konstituiert einen erweiterten Phänotyp des im DSM-IV beschriebenen ADHS-Syndroms; diese Sichtweise ist durch Erkenntnisse der neurowissenschaftlichen Forschung fundiert, aber sie bezieht sich auf das klinische Erscheinungsbild der ADHS, wie es sich auf der Basis klinischer Interviews und Fremdeinschätzungen von Familienmitgliedern oder engen Freunden ergibt. Diese Beobachtungen bildeten die Basis der Entwicklung von Einschätzungsskalen, welche normiert wurden, um den Vergleich mit Gleichaltrigen ohne ADHS zu ermöglichen (Brown, 1996, 2001).

ADHS =
- Ein komplexes Syndrom von
- entwicklungsbezogenen Störungen der Exekutivfunktionen,
- **des Self-Management-Systems des Hirns,**
- eines Systems von größtenteils unbewussten Operationen.
- Diese Störungen sind situationsvariabel,
- chronisch und behindern signifikant die Funktionsfähigkeit des Alltags eines Menschen.

Exekutivfunktionen bilden das Self-Management-System des Hirns

Trotz der unterschiedlichen Auffassungen über die Bedeutung der Exekutivfunktionen existieren viele Belege für die Self-Management-Rolle der exekutiven Funktionen. Erstmals entstanden solche Überlegungen nach einer Enzephalitis-Epidemie in den USA zwischen 1917 und 1918. Die Ärzte sahen sich mit vielen Kindern konfrontiert, die, nachdem sie sich von der Enzephalitis erholt hatten, Störungen der Aufmerksamkeit, des Gedächtnisses und anderer für die Selbstregulation essenzieller kognitiver Funktionen zeigten; dies führte dazu, dieses Syndrom als „Postenzephalitische Verhaltensstörung" zu bezeichnen.

Später zeigten einige von der Enzephalitis nicht betroffene Kinder, die jedoch Hirntrauma, eine Bleivergiftung oder Infektionen (wie Masern) aufwiesen, ein ähnliches Verhaltensprofil auf. Der Begriff „hirnverletztes Kind" wurde verwendet, um solche Kinder zu beschreiben. In den 1950er-Jahren wurden, nachdem die Forschung keine klaren Hinweise auf einen dauerhaften Hirnschaden hatte finden können, die Begriffe „minimal verletztes Hirn" und „minimale zerebrale Dysfunktion (MZD)" verwendet, um zu betonen, dass diese kognitiven und Verhaltensprobleme auf irgendeine Art mit Hirnschäden zusammenhängen, die damals jedoch nicht spezifiziert werden konnten. Während den 1960er-Jahren kam der Begriff „MZD" allmählich aus der Mode, da man keine Belege finden konnte. In der Folge fokussierte man die „Hyperaktivität", da man damals annahm, dass dies das primäre Merkmal der Störung sei.

Um die Beziehung zwischen ADHS und den Hirnfunktionen zu erklären, wurden mehrere alternative Konzepte diskutiert. Eine populäre Ansicht war, dass Nahrungsergänzungsmittel oder übermäßiger Zuckerkonsum hyperaktives Verhalten und verwandte Probleme verursachen. Elterngruppen unterstützten die Feingold-Diät, eine Ernährung mit Verzicht auf Lebensmittelfarbstoffe, Konservierungsstoffe und andere Zusatzstoffe (die angebliche Ursache für hyperaktives Verhalten); andere meinten, dass die Selbstkontrolle der Kinder damit verbessert werden könnte, auf den Kongen. Forschungsergebnisse haben gezeigt (vgl. Kap. 3), dass bei den meisten Menschen mit ADHS bestimmte Hirnregionen sich drei bis fünf Jahre später entwickeln als bei Gleichaltrigen.

Die entwicklungsbezogene Natur der ADHS äußert sich im Entwicklungsverlauf sehr unterschiedlich. Bei sehr jungen Menschen sind sie nötig, um zu lernen, sich selbst anzuziehen, die Straße sicher zu überqueren, kooperativ mit anderen zu spielen und um Frustration in sozialen Situationen zu bewältigen. Viele, aber nicht alle jungen Menschen mit einer ADHS müssen große Probleme überwinden, um diese Fertigkeiten zu erwerben.

Jugendliche benötigen Exekutivfunktionen, um ihre schulischen und alltäglichen Anforderungen zu strukturieren. Jugendliche mit ADHS beschweren sich, dass sie oft abdriften und den Fokus während des Unterrichts verlieren, dass sie in der Schule desorganisiert sind und dass sie Textpassagen wieder und wieder lesen müssen, um den Inhalt ausreichend zu verstehen.

Im Erwachsenenalter nehmen die Anforderungen an die Exekutivfunktionen zu. Das Arbeits- und Berufsleben, der eigene Haushalt, Dating und Familienbeziehungen, Kindererziehung usw. erfordern vielfältige Kompetenzen. Erwachsene mit ADHS haben Probleme, Aufgaben, zeitliche Abläufe und Finanzen zu strukturieren. Sie kommen oft zu spät zur Arbeit oder vergessen Termine, die sie einhalten wollten.

Die alte Sichtweise der ADHS nahm an, dass jeder Mensch mit dieser Störung schon früh in der Kindheit Anzeichen der ADHS zeigen würde, zumindest vor dem siebten Lebensjahr (American Psychiatric Association, 1994, 2000). Kliniker und Forscher erkannten, dass viele Menschen, die eine ADHS-Diagnose aufweisen, keine erkennbaren Symptome der ADHS bis ins Jugendalter oder darüber hinaus zeigen. Menschen mit ADHS, die einen hohen IQ haben, erhalten oft sehr gute Noten in der Grundschule, in der sie von einer Lehrkraft unterrichtet werden, die die Defizite der Exekutivfunktionen kompensieren hilft. In der weiterführenden Schule, und oft auf der Universität, wird eine solche Unterstützung nicht mehr geboten (Brown, 2005a; Brown et al., 2011c).

Faraone und Kollegen (2006d) berichteten von Erwachsenen, die die diagnostischen Kriterien des DSM-IV für die ADHS komplett erfüllten; allerdings traten manche Symptome erst nach dem siebten Lebensjahr auf. Sie verglichen diese Gruppe mit Erwachsenen, die die DSM-IV-Kriterien vollkommen erfüllten, das heißt, alle Symptome traten vor dem siebten Lebensjahr auf. Die Ergebnisse wiesen darauf hin, dass diese Gruppen sich weder in der Anzahl der ADHS-Symptome noch in der Schwere der Störung, noch in den Komorbiditäten oder der Häufigkeit unterschieden, in der auch erweiterte Familienmitglieder unter ADHS erkrankt waren. Es gibt offensichtlich viele Menschen mit ADHS, deren Probleme lange nicht erkennbar sind.

Die Tatsache, dass Menschen erst unter Belastung Symptome zeigen, findet man in der Medizin häufiger. So kann ein Mensch bei einem Elektrokardiogramm (EKG) keine kardiovaskulären Probleme aufweisen, wenn er sich im Ruhezustand befindet. Wenn man Belastungen (z. B. auf dem Laufband) abverlangt, dann kann das EKG kardiovaskuläre Probleme enthüllen. ADHS ist eine Entwicklungsstörung der Exekutivfunktionen, die nicht erkannt werden kann, bis höhere Herausforderungen bewältigt werden müssen.

Durch Reifung sind allerdings die Merkmale der ADHS-bezogenen Entwicklungsverzögerungen reduzierbar. Shaw und Kollegen (2007) verglichen Kinder mit ADHS und unauffällige Gleichaltrige in ihrer Hirnentwicklung; die Ergebnisse weisen darauf hin, dass bei manchen Menschen mit einer ADHS einige Hirnregionen, die essenziell für die Infrastruktur der Exekutivfunktionen sind, sich erst etwa drei Jahre später ausbilden als bei Gleichaltrigen. Dies könnte zumindest zum Teil ein Grund dafür sein, dass Menschen mit ADHS nicht gut in den höheren Klassenstufen sind, aber ein paar Jahre später ihre kognitiven Leistungen beständig verbessern.

In einer älteren Längsschnittstudie (Weiss & Hechtman, 1993) konnte ein Drittel der Teilnehmer mit ADHS relativ gute Leistungen im Erwachsenenalter zeigen, die der Kontrollgruppe entsprachen. Die meisten hyperaktiven jungen Erwachsenen (etwa 50 % bis 60 %) waren zwar gut angepasst, hatten aber weiterhin erhebliche Probleme mit der Konzentration, der Impulsivität und im Sozialkontakt. Ein wesentlich geringerer Prozentanteil (etwa 10 %) wies weiterhin signifikante psychiatrische und/oder dissoziale Verhaltensweisen auf, die massive Probleme im Erwachsenenalter verursachten.

ADHS =

- Ein komplexes Syndrom von
- entwicklungsbezogenen Störungen der Exekutivfunktionen,
- des Self-Management-Systems des Hirns,
- eines Systems von größtenteils unbewussten Operationen.
- Diese **Störungen sind situationsvariabel**,
- chronisch und behindern signifikant die Funktionsfähigkeit des Alltags eines Menschen

ADHS-Störungen der Exekutivfunktionen sind situationsvariabel

Jedes Kind, jeder Jugendliche und jeder Erwachsene mit ADHS ist in manchen Situationen und bei manchen Aktivitäten in der Lage, jene Exekutivfunktionen sehr gut einzusetzen, die in den meisten anderen Situation stark gestört sind.

Schon Douglas (1988) betonte, dass die Informationsverarbeitung bei Kindern mit ADHS grundsätzlich intakt ist, sodass manchmal Aufgaben schon mit minimaler Anstrengung bewältigt werden können. Douglas (1988) unterstrich, dass Störungen der ADHS dann am wahrscheinlichsten auftreten, wenn ADHS-Kinder mit Aufgaben konfrontiert werden, die der Selbstregulation viel abfordern, zugleich aber minimale externe Kontrolle, Unterstützung oder Motivation vorhanden ist.

Pennington (1991, S. 94) betonte, dass „diese Abhängigkeit der Defizite von der Aufgabenvoraussetzung die Annahme stützt, dass das zugrundeliegende Defizit [der ADHS] nicht in einer bestimmten Domäne der Informationsverarbeitung liegt, sondern in den Exekutivfunktionen, die die Verarbeitung von Informationen regulieren".

Brown (2005a) illustrierte die situationsbedingte Variabilität der ADHS-Symptomatik anhand von mehreren Fallbeispielen. Aus den klinischen Beobachtungen resultierte, dass praktisch alle Menschen mit ADHS Bereiche aufweisen, in denen keine der Exekutivfunktionsstörungen auftreten. Diese Stärken treten in Situationen auf, wo ein starkes persönliches Interesse an der Aufgabe besteht oder bei Misserfolgen massive negative Konsequenzen drohen.

Manche Menschen mit ADHS funktionieren sehr gut in sportlichen Bereichen. Während sie ihren Lieblingssport betreiben, sind sie hoch motiviert und fähig, den Fokus aufrechtzuerhalten und die Aufmerksamkeit leicht von einem Aspekt der Aktivität zum nächsten zu wechseln. Bei solchen Aktivitäten halten sie ihre Anstrengung aufrecht und ignorieren die Ermüdungserscheinungen. In solchen Situationen sind sie in der Lage, mehrere Facetten von Spielzügen und Alternativen klar im Kopf zu behalten. Selbst bei Enttäuschungen und wiederholten Provokationen können sie ihre starken Emotionen angemessen regulieren, um ihre Leistung aufrechtzuerhalten und zu versuchen, das Spiel zu gewinnen. Dieselben Menschen weisen jedoch enorme Schwierigkeiten auf, eine ähnliche Motivation, eine ähnliche Leistung und Selbstkontrolle bei vielen anderen Aufgaben zu zeigen, auch wenn sie diese als wichtig erachten und darin erfolgreich sein wollen.

Es ist nicht immer Sport, der effizientere Exekutivfunktionen bei Menschen mit ADHS aktiviert. Für manche sind es Videospiele, für andere ist es Kunst oder Musik; bei wieder anderen werden effizientere Exekutivfunktionen während der Kindheit nur beim Zusammenbauen von Lego oder, im Jugendalter, beim Kochen oder beim Auseinandernehmen und Zusammenbauen von Automotoren aktiviert. Typischerweise berichten diese Menschen, dass sie keinerlei Schwierigkeiten haben, sich auf Aufgaben, die sie interessieren, zu fokussieren und effizient an ihnen zu arbeiten. Es ist ihnen aber kaum möglich, solch ein Interesse willentlich oder bei Anweisung anderer zu mobilisieren. Es entsteht entweder spontan oder gar nicht.

Ein erwachsener Patient beschrieb dieses Problem folgenderweise:

> *ADHS zu haben ist wie eine Erektionsstörung des Verstands. Wenn dich die Aufgabe wirklich interessiert und anmacht, bist du „geil" und kannst Leistung bringen. Aber wenn die Aufgabe dich nicht wirklich interessiert, kriegst du dich nicht hoch und kannst keine Leistung liefern. In der Situation ist es egal, wie oft du zu dir sagst, „Ich muss, ich sollte, ich will." Du bekommst es nicht hin, weil es keine Sache der Willensstärke ist.*

Oft führt dieses „Du kannst es hier, warum nicht dort?"-Problem dazu, dass Eltern, Lehrkräfte und auch Personen, die an einer ADHS leiden, annehmen, dass diese Störung schlicht aus einer ungenügenden Willensstärke resultiert – aber tatsächlich besteht ein Problem der neurochemischen Art. Forschungsergebnisse, die die situationsbedingte Variabilität der ADHS-Symptomatik unterstützen und erklären, werden im nächsten Kapitel dieses Buches berichtet.

ADHS =
- Ein komplexes Syndrom von
- entwicklungsbezogenen Störungen der Exekutivfunktionen,
- des Self-Management-Systems des Hirns,
- eines Systems von **größtenteils unbewussten Operationen**.
- Diese Störungen sind situationsvariabel,
- chronisch und behindern signifikant die Funktionsfähigkeit des Alltags eines Menschen

Bei ADHS gestörte Self-Management-Funktionen operieren größtenteils unbewusst

Exekutivfunktionen sind nicht nur situationsvariabel und von der neurochemischen Dynamik abhängig; sie operieren größtenteils auf unbewussten Ebenen, ohne bewusste Überlegung. In diesem Kontext bezieht sich der Begriff „unbewusst" nicht auf das psychoanalytische Konzept der Repression. „Unbewusst" meint ein automatisch ablaufendes, komplexes Verhalten, das gezeigt wird, ohne bewusst zu überlegen, was zu tun ist.

Die Bedeutung von „unbewusst" gleicht dem, was der Nobelpreisträger und Psychologe Daniel Kahneman (2011) als das schnell-denkende unbewusste „System 1" des Hirns bezeichnet und welches unser Handeln weitgehend bestimmt: „Unsere Gedanken und Aktionen werden routinemäßig von System 1 geleitet und sind üblicherweise korrekt" (Kahneman, 2011, S. 416). System 1 greift bei der Problembewältigung im Alltag auf erworbene Fähigkeiten und gesammelte Eindrücke zurück.

Kahneman (2011) vergleicht das schnelle und automatische System 1 mit den langsameren, bewussteren und anstrengenderen Operationen von System 2, welches Situationen regelt, die wir als verwirrend oder kompliziert wahrnehmen. Dieses System wird ins Spiel gebracht, wenn eine unerwartete Wendung in einer Konversation entsteht oder wenn es nötig ist, ein Kraftfahrzeug durch eine Gefahrenzone zu manövrieren.

Kahneman (2011) betont, dass System 1 und System 2 seines Modells nicht mit bestimmten Hirnstrukturen übereinstimmen. Diese Begriffe sind schlicht eine Kurzform für zwei Arten von kognitiven Operationen. Er argumentiert, dass „Aufmerksamkeitskontrolle von zwei Systemen geteilt wird“ (Kahneman, 2011, S. 22). Er versichert zudem, dass in System 1 Eindrücke und Gefühle *mühelos* verankert sind und durchdachte Entscheidungen auf System 2 beruhen. „System 1 operiert automatisch und schnell, mit wenig bis keiner Mühe und ohne eine Art willentlicher Kontrolle“ (Kahneman, 2011, S. 20).

Der Hauptunterschied zwischen Kahnemans Sichtweise und der neuen Sichtweise der ADHS besteht darin, dass Letztere zwischen Exekutivfunktionen und einigen Hirnregionen Zusammenhänge belegen kann.

Das Prinzip automatischer Handlungen kann man am Beispiel eines Basketballspielers erläutern, der in Richtung des Korbes dribbelt, um einen Korb zu werfen. Der Spieler bewegt sich nicht absichtlich, während er zu sich sagt: „Jetzt bewege ich meinen rechten Fuß nach vorne, jetzt bewege ich meinen linken Fuß nach vorne, jetzt lasse ich meine linke Schulter fallen, jetzt hebe ich meinen rechten Arm und schaue in Richtung des Korbes usw.“ Ihm ist seine Intention, einen Korb zu werfen, sicherlich bewusst, aber die Bewegungen, die er macht, um diese umzusetzen, werden automatisch in einer reibungslosen Abfolge ausgeführt, so schnell, dass er keine Zeit für bewusste Überlegungen hat. Im Spiel dominiert ein stetiger Fluss an Bewegungen und Geschwindigkeitsverschiebungen, Positions- und Richtungsänderungen, die nicht nur auf vergangenen Erfahrungen basieren, da sie auf die schlecht vorhersehbaren Bewegungen der Verteidiger und Mitspieler reagieren müssen. Die meisten dieser Bewegungen werden ohne bewusste Entscheidungen ausgeführt. Würden im Basketballspiel alle Entscheidungen geplant erfolgen, wäre dies wahrscheinlich problematisch. DeCaro und Beilock (2010) berichten sowohl über Vorteile und Gefahren einer bewussten Aufmerksamkeitskontrolle.

Andere bekannte Beispiele von automatisierten Verhaltensweisen sind: Autofahren, Briefe oder Essays schreiben, sich durch einen beengten Flur bewegen, mit anderen soziale Konversationen betreiben usw. Automatisierte Verhaltensweisen in diesen und vielen anderen Situationen bestehen nicht einfach aus simplen Reflexen, sondern basieren auf komplexen Bewertungen einer Situation und beziehen Informationen aus vergangenen Erfahrungen mit ein. Sind die Aufgaben neu, dann sind die Aktionen üblicherweise langsamer und eher bewusst. Wenn diese Fähigkeit trainiert und wiederholt eingesetzt wird, lernen die meisten Menschen, sich schneller zu bewegen, und ihnen gelingt es, sich schnell anzupassen und ihr Verhalten zu modifizieren.

Automatisches Handeln bezieht sich nicht bloß auf die automatische Ausführung gut einstudierter Fähigkeiten. Der Begriff kann sich auch auf die externe Aktivierung eines bestimmten Zieles beziehen. Bargh und Barndollar (1995) haben diese externe Aktivierung beschrieben, indem sie behaupten, dass „Ziele und Motive automatisch mit der mentalen Repräsentation umweltbedingter Aspekte assoziiert werden können, in derselben Art, wie es Repräsentationen der Wahrnehmung tun – durch häufige und konsequente Ko-Aktivierung“ (Bargh & Barndollar, 1995, S. 462).

Bargh (2005, S. 52) erweiterte dieses Modell wie folgt:

> *Ziele und Motivationen können von der Umwelt ohne bewusste Wahl oder Absicht ausgelöst werden, dann komplett unbewusst operieren und bis zur Vollendung laufen, das Verhalten in Interaktion mit einer sich ändernden und unberechenbaren Umwelt leiten und Ergebnisse produzieren, die identisch zu jenen sind, die entstehen, wenn der Mensch sich dieses Ziels bewusst ist.*

Die in diesem Buch beschriebenen Exekutivfunktionen neigen dazu, hauptsächlich mühelos, unbewusst und automatisch zu operieren, obwohl es sicherlich viele Situationen gibt, in welchen jeder von uns diese langsameren und durchdachteren Prozesse (beschrieben in Kahnemans System 2) benötigt. Manchmal funktioniert dies ganz gut als Sicherheitscheck für unangebrachte Pläne und Aktionen. Allerdings formuliert auch Kahneman (2011, S. 415):

> *System 2 ist kein Ausbund an Rationalität. Seine Fähigkeiten sind limitiert, wie das Wissen, zu dem es Zugang hat. Wir denken nicht immer klar, wenn wir überlegen, und die Fehler liegen nicht immer an aufdringlichen und falschen Intuitionen.*

Die in diesem Buch präsentierte Sichtweise der ADHS konzeptualisiert Exekutivfunktionen als in erster Linie automatische Operationen; dies unterscheidet sich von der Sichtweise der Exekutivfunktionen nach Barkley. Er beschrieb die meisten Aspekte der Exekutivfunktionen, die in der neuen Sichtweise hier beschrieben werden, als „prä-exekutiv“, da sie keine umfassende Form der Selbstregulation darstellen (Barkley, 2012b, S. 76–77).

In der hier vorgestellten Sichtweise der ADHS werden Exekutivfunktionen als hauptsächlich automatisch ablaufende Prozesse beschrieben. Dies ist ein wichtiger Grund für die Hartnäckigkeit der ADHS und die Tatsache, dass Menschen mit ADHS, obwohl sie dies wünschen, ihre problematischen Verhaltensmuster kaum ändern können.

Die von Brown (1996) veröffentlichten Einschätzungsskalen für ADHS-bezogene Störungen der Exekutivfunktionen bei Jugendlichen und Erwachsenen basierten alle auf Menschen, die eine klinische Diagnose der ADHS nach den diagnostischen Kriterien des DSM-III aufwiesen; Browns Einschätzungsskalen für ADHS-bezogene Störungen der Exekutivfunktion bei Kindern (Brown, 2001) wurden an einer Stichprobe von Kindern normiert, von denen alle mit einer ADHS nach DSM-IV-Kriterien diagnostiziert waren. 2011 veröffentlichte Barkley die Barkley-Skala zur Erfassung von Exekutivfunktionsdefiziten, die 94 % der Erwachsenen identifizierte, die die diagnostischen Kriterien der ADHS im DSM-IV erfüllten. Daher schließt jede der veröffentlichten Skalen zur Diagnostik der Exekutivfunktionsstörungen die DSM-IV-ADHS-Kriterien mit ein.

Die alte Sichtweise der ADHS ist nicht deshalb überholt, weil sie Menschen mit einer komplett anderen Störung diagnostiziert; sie ist überholt, weil sie das breite Spektrum, die Komplexität und die Hartnäckigkeit des ADHS-Syndroms nicht adäquat einfängt. Sie beschreibt nur die Spitze des sprichwörtlichen Eisberges; sie erfasst nicht die viel breiteren und subtileren Dimensionen des Syndroms, die notwendig sind, die ADHS über die Lebensspanne zu kennzeichnen.

Prävalenz der ADHS nach der alten und der neuen Sichtweise

Es liegen zurzeit keine Daten zur Häufigkeit der ADHS auf der Basis der in diesem Buch beschriebenen neuen Sichtweise vor. Da die meisten Menschen, die nach den derzeitigen ADHS-Kriterien diagnostiziert werden, wahrscheinlich auch die Kriterien der hier beschriebenen breiteren Phänotypen der ADHS erfüllen, liefern die Prävalenzdaten auf der Basis der DSM-IV-Kriterien wahrscheinlich eine konservative Einschätzung der ADHS-Häufigkeit.

Die Befragung der U.S. Centers for Disease Control schätzte, dass circa 9 % der 6- bis 17-jährigen Kinder von ADHS betroffen sind (Centers for Disease Control and Prevention, 2010). Diese Befragung hat zwar einige Schwächen, gibt aber eine obere Grenze der ADHS-Häufigkeit an. Jedoch gaben auch Froehlich und Kollegen (2007) für 8- bis 13-jährige US-Kinder eine Häufigkeit von 8,7 % an.

Eine konservativere Einschätzung hat eine Metaanalyse von Polanczyk und Kollegen (2007) gebracht. Sie prüften Studien aus vielen Ländern mit stark unterschiedlichen Kulturen und Gesellschaften und fanden recht einheitliche Schätzungen zur ADHS-Prävalenz in den 102 Studien (mit 171000 Kindern) aus allen Regionen der Welt. Die Schätzung der ADHS-Prävalenz für die Altersgruppe bis zu 18 Jahren ergab

5,29 %. Es wurden signifikante Unterschiede der Prävalenzen zwischen Europa und Nordamerika gefunden.

Wenige Studien zur Prävalenz der ADHS beziehen sich auf das gesamte Jugendalter. Eine Ausnahme bildet das National Comorbidity Replication Study-Adolescent Supplement von Merikangas und Kollegen (2010). Diese nationalrepräsentative Befragung von 10123 US-Jugendlichen wurde als Interview mit 13- bis 18-Jährigen durchgeführt. Auch hier erfüllten ungefähr 8,7 % der Jugendlichen die DSM-IV-Kriterien der ADHS, und etwa die Hälfte dieser Jugendlichen waren durch die ADHS schwer eingeschränkt. In dieser Stichprobe war die Prävalenzrate der ADHS unter männlichen Jugendlichen dreimal höher als bei weiblichen.

Die US-Gesundheitsstudie von Kessler und Kollegen (2010) fand heraus, dass beinahe die Hälfte aller Teilnehmer, die in der Kindheit ADHS hatten, als Erwachsene die kompletten DSM-IV-Kriterien erfüllten. Die Daten weisen darauf hin, dass die Symptome der Unaufmerksamkeit hartnäckiger waren als die der Hyperaktivität. Diese Studie fand zudem, dass Störungen der Exekutivfunktionen spezifischere und stabilere Prädiktoren einer Erwachsenen-ADHS waren, auch wenn Symptome der Exekutivfunktionen nicht im DSM-IV miteinbezogen wurden. Dieser Befund führte die Autoren zur Forderung, die diagnostischen ADHS-Kriterien für Erwachsene zu erweitern, um somit mehr Störungen der exekutivfunktionsassoziierten Symptome miteinzubeziehen.

In ihrer epidemiologischen Studie an Erwachsenen mit einer ADHS fanden Kessler und Kollegen (2006) für die USA eine geschätzte Rate von 4,4 % Erwachsenen zwischen 18 und 44 Jahren in der Allgemeinbevölkerung, die gegenwärtig die diagnostischen Kriterien der ADHS erfüllten. In dieser Stichprobe waren 5,4 % der Männer und 3,2 % der Frauen betroffen. Dies bringt ein Geschlechterverhältnis von 1:1,6 für Erwachsene mit ADHS.

Diskrepanzen in der Prävalenz der ADHS zwischen Männern und Frauen werden kritisch diskutiert, da die meisten Studien wenige, wenn überhaupt, Frauen einbeziehen. Eine frühe Metaanalyse fand kaum signifikante Unterschiede zwischen Jungen und Mädchen in klinischen Stichproben, obwohl über Geschlechtsunterschiede aus nicht klinischen Stichproben berichtet wurde. Gaub & Carlson (1997) vermuten, dass die erhöhte Rate von Jungen mit einer ADHS möglicherweise durch die erhöhte Tendenz bei Jungen zu Verhaltensproblemen zu erklären ist. Die Autoren schlugen auch vor, dass die diagnostischen ADHS-Kriterien möglicherweise nicht sensibel genug für ADHS-Probleme von Mädchen sind.

Eine Studie untersuchte Mädchen im Alter von 6 bis 18 Jahren (Mittelwert = 11,2 Jahre) über einen Zeitraum von elf Jahren. Eine zweite Längsschnittstudie erfasste Mädchen im Alter von 6 bis 12 Jahren (Mittelwert = 9,6 Jahre), die dann zehn Jahre begleitet wurden. Die Ergebnisse zeigten, dass Mädchen mit ADHS massive ten Dekade ihres Lebens betrifft. Neben körperlichen Veränderungen klagen viele Frauen auch über unerwartete Störungen des Arbeitsgedächtnisses und der Fähigkeit, sich zu strukturieren und viele alltägliche Aufgaben zu bewältigen, die früher in ihrem Erwachsenenalter nie ein Problem waren. Brown (2005a) vermutete, dass solche kognitiven Veränderungen mit dem reduzierten Level an Östrogen, der die Dopaminfreisetzung im Gehirn beeinflusst, verbunden sein könnten. Dies könnte auch als ein mit den Exekutivfunktionen verbundener Entwicklungsprozess betrachtet werden. Eine kleine Pilotstudie von Epperson und Kollegen (2011) zeigte, dass manche Frauen zu Beginn der Menopause über kognitive Störungen klagen, die Störungen der Exekutivfunktionen bei ADHS ähneln und sich bei einer Behandlung mit ADHS-Medikamenten abschwächen. Es muss zukünftig geklärt werden, wie groß der Rückgang im Bereich der Exekutivfunktionen im höheren Alter ist und wodurch dies bedingt ist.

3 Was über die Ursachen und die Natur von ADHS bekannt ist

Die ADHS bildet ein Syndrom mit Symptomen und komorbiden Störungen. Das Funktionsniveau der Menschen mit ADHS ist in vielfältiger Weise eingeschränkt. Hierbei variieren die Erwartungen oder Anforderungen je nach Alter oder situationsbezogenem Kontext. Von älteren Kindern wird mehr erwartet als von jüngeren, mehr noch von Jugendlichen und noch mehr von Erwachsenen.

Von Kindern wird erwartet, Schüler zu sein und angemessen an sozialen Interaktionen mit Gleichaltrigen und Erwachsenen teilzunehmen. Während ihrer Teenagerjahre fungieren die meisten Menschen weiterhin als Schüler und in verschiedenen sozialen Interaktionen, während sie möglicherweise auch zusätzliche Rollen annehmen, als Dating-Partner, als Teilzeitarbeiter, als Kraftfahrzeugfahrer und als Verwalter ihrer eigenen Zeit und ihres Geldes. Während ihrer Erwachsenenjahre schließen die Anforderungen weiterhin bisherige Rollen mit ein und erweitern sich um Anforderungen, wie den eigenen Haushalt zu führen und die eigenen Finanzen zu verwalten; hinzu kommt, intime Beziehungen aufrechtzuerhalten und möglicherweise Elternrollen zu übernehmen.

Störungen können sich auch als kognitive Beeinträchtigungen äußern. Dies beinhaltet die Fähigkeit der Aufmerksamkeitssteuerung, die Fähigkeit des Strukturierens und Priorisierens von Aufgaben, die Fähigkeit der Aufrechterhaltung von Leistung, die Fähigkeit zur Emotionsregulation und Impulskontrolle sowie die optimale Nutzung des Arbeitsgedächtnisses. Diese Exekutivfunktionen entwickeln sich und verfeinern sich recht langsam durch die ersten beiden Lebensjahrzehnte.

Besonders schwerwiegend sind die Folgen der ADHS im Schulalter. Die Metaanalyse von 16 Langzeitstudien zeigte, dass unaufmerksame und hyperaktive Schüler deutlich mehr Schulprobleme, schlechtere Testergebnisse, einen größeren Bedarf an Sonderpädagogik aufweisen und häufiger eine Klasse wiederholen (Polderman Boomsma, Bartels, Verhulst & Huizink, 2010).

Eine Metaanalyse über 72 Studien untersuchte die mit ADHS assoziierten schulischen Misserfolge. Sie fand eine moderate bis große Diskrepanz im Schulerfolg zwischen Menschen mit ADHS und Gesunden. Man fand, dass Schüler mit ADHS besonders schlecht bei Leistungstests abschnitten (gewichtete Effektstärke war d = 0,71). Die größte Diskrepanz wiesen standardisierte Leistungstests auf, vor allem in der Lernleistung (Frazier et al., 2007). Generell fielen die Schulnoten schlechter aus. Bei den meisten dieser Studien wurde zwischen Aufmerksamkeitsproblemen und Hyperaktivität unterschieden.

Pingault und Kollegen (2011) untersuchten eine repräsentative Stichprobe von 2000 Kindern in Kanada (ab dem 6. Lebensjahr) und begleiteten sie bis zum 12. Lebensjahr, wobei jedes Jahr Lehrerurteile zur Unaufmerksamkeit und zur Hyperaktivität eingeholt wurden. Anschließend beschafften sich Pingault et al. (2011) öffentlich zugängliche Dokumente, aus denen ersichtlich war, welche Kinder aus ihrer Stichprobe bis zum 23. Lebensjahr das Abitur geschafft hatten. Der Vergleich erlaubt es zu prüfen, wie gut die Lehrerurteile den Schulabschluss vorhersagen können.

Vier Verlaufsmuster der Aufmerksamkeitsurteile wurden zwischen 6 und 12 Jahren gefunden:

1. minimale Aufmerksamkeitsprobleme (46,3 % der Stichprobe)
2. bedeutende Aufmerksamkeitsprobleme (16,8 %)
3. mit dem Alter zunehmende Aufmerksamkeitsprobleme (17,6 %)
4. mit dem Alter abnehmende Aufmerksamkeitsprobleme (19,3 %)

Für die Hyperaktivität wurden ebenfalls vier Verlaufsmuster bestimmt:

1. minimale Probleme der Hyperaktivität (59,4 %)
2. ursprünglich ein hohes Level der Hyperaktivität, das nach und nach auf ein moderates Level abfiel (10,3 %)
3. hohes Level der Hyperaktivität, das stark abfiel und sich auf einem minimalen Level stabilisierte (16,0 %)
4. ursprünglich niedriges Level der Hyperaktivität, das schrittweise zu einem moderaten Level anstieg, dann leicht fiel (14,3 %)

Insgesamt wiesen die Ergebnisse dieser großen Längsschnittstudie darauf hin, dass Aufmerksamkeitsprobleme in der Grundschule den Schulabschluss gut vorhersagen können. Jene Kinder, die nach dem Lehrerurteil zwischen dem Kindergartenalter und dem 12. Lebensjahr mit den höchsten Leveln Aufmerksamkeitsprobleme aufwiesen, hatten das höchste Risiko, bis zum 23. Lebensjahr keinen Schulabschluss zu haben; 70,8 % hatten keinen Abschluss bis ins frühe Erwachsenenalter. Im Gegensatz dazu hatten die Kinder mit den geringsten Aufmerksamkeitsproblemen die besten Chancen, bis zum 23. Lebensjahr das Abitur zu schaffen (11,5 %). Diese Daten zeigen klar auf, dass Aufmerksamkeitsprobleme stark die Schulleistungen beeinflussen – unabhängig davon, ob eine Hyperaktivität besteht oder nicht (Pingault et al., 2011).

Darüber hinaus sollen Kinder und Jugendliche soziale Fähigkeiten entwickeln, um mit Gleichaltrigen und Erwachsenen klarzukommen. Viele Studien haben gezeigt, dass nicht alle, aber viele Kinder mit ADHS Interaktionsprobleme mit Gleichaltrigen aufweisen. Hoza et al. (2005) untersuchten Peer-Bewertungen von 165 mit dem kombinierten ADHS-Typ diagnostizierten Kindern zwischen sieben und neun Jahren und begleiteten sie für sechs Jahre. 52 % dieser Kinder wurden von Gleichaltrigen zurückgewiesen, und nur 1 % war bei Gleichaltrigen beliebt. Pelham und Bender (1982) berichteten, dass 82 % der Kinder mit ADHS hohe Werte der Peer-Zurückweisung und 60 % sogar sehr hohe Werte aufwiesen. Diese starke Ablehnung äußern vor allem Gleichaltrige und weniger stark Erwachsene, wobei die Urteile der Gleichaltrigen besonders gut die zukünftigen Anpassungsprobleme von Menschen mit ADHS vorhersagen (Cowen et al., 1973).

Hoza (2007) betonte, dass die Beziehungen unter Gleichaltrigen extrem wichtig für alle Kinder sind, da sie Kontext bereitstellen, in dem Kinder Kooperation und soziale Konfliktbewältigung lernen; Fähigkeiten, die zentral für ein angemessenes Zusammenleben sind. Nach Hoza (2007) resultieren die Interaktionsstörungen mit Gleichaltrigen bei ADHS-Kindern nicht nur aus sozialen Defiziten, sondern aus der unzureichenden Fähigkeit, das eigene Verhalten zu kontrollieren und flexibel an Personen und Situationen anzupassen. Hoza wies darauf hin, dass diese Interaktionsprobleme mit Störungen der sozialen Informationsverarbeitung zusammenhängen. Andere Forscher bemerkten, dass solche Schwierigkeiten bei Kindern mit ADHS oft früh in sozialen Gruppen auftreten und schwer zu ändern sind, da sie selbsterfüllende Prophezeiungen, Teufelskreise und Kaskaden an negativen Effekten im Laufe der Zeit, kreieren (Murray-Close et al., 2010).

Exekutivfunktionen spielen üblicherweise eine wichtige Rolle im Sozialkontakt von Kindern mit ADHS. Miller und Hinshaw (2010) und Miller et al. (2011) begleiteten 140 präpubertäre Mädchen mit ADHS bis ins Erwachsenenalter und stellten diesen eine gematchte Vergleichsgruppe gegenüber. Sie setzten zahlreiche neuropsychologische Tests der Exekutivfunktionen und Einschätzskalen ein, um Schulleistungen, soziale Kompetenz vorherzusagen. Es wurden Daten fünf und zehn Jahre nach der Ersterhebung gewonnen, wobei sich der Schulerfolg und die soziale Kompetenz bei allen Mädchen sehr gut vorhersagen ließen. Bei Mädchen mit ADHS konnte zudem anhand der Exekutivfunktionen das spätere Funktionsniveau (unabhängig vom IQ) vorhergesagt werden. Bei allen Mädchen waren niedrige Werte in den Exekutivfunktionen mit schlechten Schulleistungen, insbesondere in Mathematik, verknüpft. Die Ergebnisse verdeutlichen, dass Defizite in den Exekutivfunktionen sehr gut Schulerfolg und soziale Kompetenz vorhersagen; diese Aussagen spezifizieren jedoch keine bestimmte psychische Störung.

Lese-, soziale und Alltagsprobleme sind bei Menschen mit ADHS sehr stabil und beständig. Heiligenstein et al. (1999) fanden, dass Studenten mit einer ADHS eine niedrigere Durchschnittsnote erzielen und länger studieren als Studenten ohne ADHS.

Junge Erwachsene mit ADHS erzielen zudem ein niedrigeres persönliches Einkommen, auch wenn sie einen vergleichbaren IQ und ähnliche sozioökonomische Hintergründe aufweisen. Anpassungsprobleme der jungen Erwachsenen konnten auf die Unaufmerksamkeit-Impulsivität-Symptomatik der ADHS, aber nicht auf die Hyperaktivität-Impulsivität-Symptomatik zurückgeführt werden (Stavro et al., 2007).

Im Erwachsenenalter stellt auch das Fahren eines Kraftfahrzeugs ein großes Problem dar. Barkley et al. (2002) konnten zeigen, dass Menschen mit einer ADHS mehr Ordnungswidrigkeiten im Straßenverkehr begehen, mehr Unfälle verursachen und ihren Führerschein deutlich öfter verlieren als die unauffällige Vergleichsgruppe. Weafer et al. (2008) fanden, dass in einem Fahrsimulationstest Erwachsene mit ADHS auch in nüchternem Zustand sich so wie berauschte Fahrer verhielten; sie wichen deutlich stärker von der Fahrbahn ab, zeigten abrupte Steuerungsmanöver und extreme Geschwindigkeitsschwankungen. Das Führen eines PKWs stellt für viele Menschen mit ADHS eine große Herausforderung dar.

Biederman und Kollegen (2006) führten Telefoninterviews mit Erwachsenen, um auffällige Alltagsaktivitäten zu systematisieren. Sie verglichen 500 Erwachsene mit ADHS mit 501 alters- und geschlechtsangepassten Erwachsenen ohne eine ADHS-Diagnose. Für Erwachsene mit ADHS zeichnete sich folgendes Bild: Sie weisen eher keinen Schulabschluss, keinen Hochschulabschluss, keine Anstellung, kein gutes Verhältnis zu ihren Eltern, keine guten Verhältnisse zu ihren Arbeitskollegen, keine stabilen Partnerbeziehungen und eine höhere Scheidungsrate auf.

Barkley, Murphy und Fischer (2008) veröffentlichten eine Interviewstudie mit 146 Erwachsenen mit ADHS, 97 Erwachsenen mit unspezifischen klinischen Problemen und 109 gesunden Erwachsenen. In diesen Interviews befragte man die Teilnehmer über ihre Störungen in wichtigen Bereichen des Erwachsenenlebens: Bildung, Haushaltsverantwortung, Beruf, Dating oder Ehe, sozialen Aktivitäten und Aktivitäten in der Gemeinde. Die große Mehrheit der Teilnehmer mit ADHS (mehr als 70 %) sahen sich selbst als „oft eingeschränkt" in den ersten drei Domänen; deutlich niedrigere Prozentsätze der anderen zwei Gruppen berichteten Ähnliches. Diese Ergebnisse liefern erhebliche Belege dafür, dass Erwachsene mit ADHS in verschiedenen Bereichen Probleme aufweisen.

Ein anderer Störbereich bei vielen Kindern und Erwachsenen mit ADHS ist die Regulation des Schlaf-wach-Rhythmus. Cortese und Kollegen (2009) veröffentlichten eine Metaanalyse von 16 Schlafstudien in einer Gesamtprobe von 722 Kindern mit ADHS. Manche dieser Studien verwendeten subjektive Verfahren, wie Selbst- und Elternberichte; andere benutzten objektive Verfahren, wie Polysomnografie oder Aktigrafie. Die Ergebnisse der subjektiven Verfahren zeigten auf, dass sich Kinder mit ADHS öfters weigern, pünktlich ins Bett zu gehen, mehr Probleme mit dem Einschlafen haben, öfters während der Nacht aufwachen und mehr Schwierigkeiten haben, morgens rechtzeitig aufzustehen; wichtig ist auch, dass sie sich tagsüber matt und müde fühlen. In allen Merkmalen unterscheiden sie sich von gesunden Kindern.

Bei Laborstudien mit Polysomnografie oder Aktigrafie zeigt sich, dass die Schlaflatenzzeit, die Anzahl an Schlafstufenveränderungen pro Stunde im Schlaf, und das Auftreten von Apnoe/Hypopnoe wesentlich häufiger bei Kindern mit einer ADHS auftritt als bei gesunden Kindern (Cortese et al., 2009); auch ist die Dauer des erholsamen Schlafs geringer, was zu einem Gefühl von Benommenheit während des Tages führt.

In der Regel wirken Kinder mit ADHS über den Tag schlapp und müde und weisen längere Reaktionszeiten auf. Dies zeigten Lecendreux und Kollegen (2000), die dazu den Multiplen Schlaflatenztest heranzogen. Sie zeigten, dass diese Schläfrigkeit am Tag nicht aus einer veränderten Schlafqualität resultiert. Eine Studie von Golan et al. (2004) lieferte bei Kindern mit ADHS ähnliche Befunde.

Gau und Chiang (2009) beschrieben ähnliche Schlafprobleme bei Jugendlichen mit ADHS. Sie untersuchten die selbst berichteten Schlafprobleme bei 281 Jugendlichen (zwischen 11 und 17 Jahren und verglichen diese mit unauffälligen Jugendlichen. Sie fanden, dass Jugendliche mit ADHS eher von akuten und dauerhaften Schlafproblemen (z.B. Insomnie, Albträume) betroffen waren als Gesunde.

Mit Schlafproblemen bei Erwachsenen mit ADHS haben sich bislang kaum Studien beschäftigt (Philipsen et al., 2006). Viele Erwachsene mit ADHS berichten von chronischen Schwierigkeiten einzuschlafen, aufzustehen und die morgendliche Routine zu beginnen und/oder die Vigilanz am Tage aufrechtzuerhalten (Brown & McMullen, 2001). Rybak et al. (2007) erforschten jahreszeitbedingte Stimmungsschwankungen und tagesrhythmische Präferenzen bei Erwachsenen mit ADHS; sie entdeckten, dass eine Verzögerung der zirkadianen Phase möglicherweise typisch für viele Erwachsene mit ADHS ist.

Viele Erwachsene mit ADHS berichten davon, dass sie große Schwierigkeiten damit haben, ihr Denken „abzustellen“, wenn es Zeit ist, schlafen zu gehen. Van Veen et al. (2010) verwendeten Schlaftagebücher und Aktigrafie, um das Einschlafen bei 40 Erwachsenen mit ADHS zu untersuchen. Sie fanden, dass im Vergleich zu Gesunden Erwachsene mit ADHS deutlich mehr Probleme mit dem Einschlafen erlebten und eine niedrigere Schlafeffizienz hatten. Sie fanden zudem, dass bei Menschen mit ADHS die Wirkung von Melatonin verzögert einsetzt. Baird und Kollegen (2011) untersuchten den Biorhythmus von Erwachsenen mit ADHS und Gesunden. Die Veränderung des Schlafrhythmus wurde durch Aktigrafie, Speichelcortisol und Melatonin erfasst. Die Autoren fanden, dass ADHS bei Erwachsenen deutlich den Tagesrhythmus verändert, wobei dies häufig zu einer verringerten Schlafdauer und qualitativ schlechterem Schlaf führt.

ADHS: Dauer der Störungen

Während manche als Kinder mit ADHS diagnostizierte Menschen ihr ganzes Leben lang an ADHS-bezogenen Symptomen leiden, gibt es andere, deren ADHS in der Kindheit oder Adoleszenz nachlässt oder sich deutlich verbessert. Bei der letzten Gruppe stellt die ADHS eine Entwicklungsverzögerung dar. Es ist auch wahr, dass bei manchen Menschen die ADHS-Symptome in der frühen Kindheit nicht erfasst wurden, aber offensichtlicher werden, wenn der Mensch Herausforderungen erlebt, die typischerweise im Jugendalter oder frühen Erwachsenenalter auftreten.

Längsschnittstudien haben gezeigt, dass die Hyperaktivität-Impulsivität-Symptomatik oft anders verläuft als die Aufmerksamkeitsprobleme. Schon bei Kindern mit ADHS sind unterschiedliche Verläufe erkennbar. Larsson et al. (2011) veröffentlichten eine Studie an 1450 Zwillingspaaren in Schweden, die vom 8. bis zum 17. Lebensjahr begleitet wurden. Die Forscher identifizierten, auf der Basis von Elternberichten, zwei Entwicklungsmuster für die Hyperaktivität-Impulsivität-Symptomatik und die Aufmerksamkeitsprobleme. 91 % der Eltern berichteten, dass ihre Kinder während der neun Jahre kaum Hyperaktivität-Impulsivität-Symptome zeigten; 9 % der Eltern meldeten zunächst hohe, dann aber niedrige Werte der Hyperaktivität-Impulsivität-Symptomatik. Dauerhaft niedrige Werte für die Aufmerksamkeitsprobleme wurden von 86 % der Eltern angegeben; 14 % der Eltern berichteten über hohe/zunehmende Aufmerksamkeitsprobleme.

Der Larsson-Report (2011) stimmt mit anderen Studien darin überein, dass die ADHS-Subtypen oft nicht dauerhaft bestehen bleiben. In der Regel nehmen die hyperaktiv-impulsiven Symptome der ADHS mit der Zeit ab, während die unaufmerksamen Symptome meist später einsetzen und/oder während der Kindheit und im Jugendalter zunehmen. Larsson et al. (2011) fanden beim Entwicklungsverlauf, bei dem sich die Hyperaktivität-Impulsivität-Symptomatik stark reduziert zeigt, und die Aufmerksamkeitsprobleme schnell zunehmen, einen starken genetischen Einfluss.

Faraone, Biederman und Mick (2006b) veröffentlichten eine Metaanalyse über 31 kontrollierte Follow-up-Studien, die sich mit dem Verlauf und der Dauer der ADHS beschäftigen. Naheliegenderweise hängt die Dauer der Störung vom zugrunde liegenden Stabilitätskontext ab. Geht man davon aus, dass immer alle DSM-Kriterien der ADHS erfüllt sein müssen, liegt die Stabilitätsrate im Alter von 25 Jahren bei etwa 15 %. Bezieht man auch Fälle mit partieller Remission mit ein, liegt die Rate bei ungefähr 40 bis 60 %. Wichtig ist dabei der Hinweis, dass diese Schätzungen auf diagnostischen Kriterien des DSM-IV und ausschließlich auf Feldstudien mit Kindern basieren.

Die meisten, aber nicht alle Menschen, die in der Kindheit mit ADHS diagnostiziert wurden, sind auch in ihrer weiteren Entwicklung durch ADHS-Symptome eingeschränkt. Biederman und Kollegen (2010a) veröffentlichten eine Zehn-Jahre-Follow-up-Studie mit 110 Jungs mit ADHS und verglichen diese mit gesunden Gleichaltrigen. Der Altersmittelwert dieser Teilnehmer betrug beim Follow-up 22 Jahre, mit einer Spannbreite von zwischen 15 und 31 Jahren. Die Stabilität der Störung wurde zum Follow-up-Zeitpunkt vier Kategorien zugeordnet:

a. Syndromatische Stabilität: alle DSM-IV-Kriterien für ADHS sind erfüllt;
b. Symptomatische Stabilität: mehr als die Hälfte der nötigen Symptome einer kompletten ADHS-Diagnose sind erfüllt;
c. Funktionelle Störung: das Funktionsniveau weist einen Global Assessment of Functioning (GAF)-Wert von ≤ 60 auf;
d. Medikamentöse ADHS-Behandlung, ohne dass die drei eben genannten Kriterien erfüllt sind.

Nach Biederman et al. (2010a) besaßen 35 % der Teilnehmer eine syndromatische Stabilität, 22 % eine symptomatische Stabilität, 15 % eine funktionelle Störung, und 6 % erhielten ADHS-Medikamente, ohne die ADHS-Kriterien zu erfüllen. Insgesamt waren 22 % der Stichprobe komplett remittiert, während 78 % eine stabile ADHS aufwiesen. Unter den Teilnehmern, die 18 Jahre oder älter waren, erfüllten 76 % die angelegten Stabilitätskriterien.

Bei Mädchen mit ADHS sehen die Befunde vergleichbar aus. Biederman et al. (2010b, 2011) veröffentlichten ein Elf-Jahre-Follow-up mit 96 während der Kindheit mit ADHS diagnostizierten Mädchen und verglichen diese mit gesunden Mädchen. Von den 96 Mädchen erfüllten beim Follow-up 33,3 % die kompletten diagnostischen Kriterien der ADHS, während 29,2 % knapp unterhalb des Schwellenwerts lagen. Beim mittleren Alter von 22 Jahren zeigten 77,1 % der Mädchen weiterhin ADHS-Symptome. Die Stabilität der ADHS hing von der psychischen Komorbidität, der familiären Vorgeschichte und dem Ausmaß der Störung zum Manifestationszeitpunkt ab.

Insgesamt verdeutlichen die Ergebnisse, dass die ADHS in der Regel bis ins Erwachsenenalter stabil ist, wobei manchmal Erwachsene sogar stärker eingeschränkt sind als Kinder; zudem muss man bedenken, dass die Stabilität der ADHS auch stark von umweltbedingten Faktoren abhängt.

Gelingt es Erwachsenen mit ADHS, im Beruf eine gute Passform zu ihren Beschränkungen herzustellen, treten weniger ADHS-bezogene Probleme auf. Eine solche Person wirkt wesentlich weniger gestört, wenn sie einen guten Sekretär oder Assistenten hat, der Termine organisiert und unangenehme Pflichten übernimmt. Vielfach gelingt es Kindern auch, gut mit Herausforderungen klarzukommen, wenn ihre Eltern ihnen ein unterstützendes „Gerüst" bereitstellen. Das Funktionsniveau aller Menschen hängt aber nicht nur von ihren eigenen Stärken und Schwierigkeiten ab, sondern auch von den Anforderungen, die an sie gestellt werden, und dem Ausmaß an Unterstützung und Ressourcen, die sie zu dem Zeitpunkt haben, zu dem sie diese Anforderungen erfüllen müssen.

Emotionale und motivationsbedingte Aspekte der ADHS

Bislang beachten die gültigen diagnostischen ADHS-Kriterien Probleme mit der Emotionsregulation oder der Motivation kaum. Dies verwundert, da solche Probleme schon in einer der frühesten Beschreibungen dieses Syndroms erwähnt wurden. 1902 veröffentlichte George Still, ein Kinderarzt aus London, Berichte über 43 Kinder aus seiner Praxis, die deutliche Probleme mit der Selbstkontrolle zeigten. Er führte an, dass viele dieser Kinder „eine recht anormale Unfähigkeit der Daueraufmerksamkeit" und „eine morbide Übertreibung der emotionalen Erregbarkeit" zeigten und stark zu einer „unmittelbaren Selbstbelohnung" tendierten (zitiert in Barkley, 2010, S. 7). Alle drei Kennzeichen, inklusive der Probleme mit Emotionen und der Ungeduld mit verzögerter Belohnung, werden oft von Klinikern in ihren Beschreibungen von Patienten mit ADHS berichtet (Brown, 2005a).

Sobanski et al. (2010) untersuchten 1186 mit dem kombinierten ADHS-Typ diagnostizierte Kinder in Deutschland zwischen 6 und 18 Jahren und verglichen sie mit 1827 Geschwistern ohne ADHS, um ihre „emotionale Labilität" in Kindern mit ADHS zu erforschen. Ihre Studie definierte „emotionale Labilität" als leichte Reizbarkeit, hitziges Temperament, eine niedrige Frustrationstoleranz und durch plötzliche Stimmungsschwankungen (z. B. Ärger, Dysphorie oder Traurigkeit). Sie erwarteten, dass diese Merkmale besonders intensiv und häufig bei Kindern mit ADHS auftreten würden.

Bei Einschätzskalen weisen 25% der ADHS-Patienten ein niedriges Level an emotionaler Labilität auf, ungefähr 50% eine milde bis moderate emotionale Labilität und weitere 25% ernste emotionale Probleme. In vielen Fällen wurde berichtet, dass die Geschwister der Patienten eine ähnliche emotionale Labilität aufweisen wie ADHS-Betroffene. Sobanski et al. (2010) belegten auch, dass sehr viele Kinder und Jugendliche mit einem kombinierten ADHS-Typ emotional labil sind.

Biederman et al. (2012) verglichen eine Stichprobe von 111 Kindern mit ADHS zwischen 6 und 18 Jahren mit 224 gesunden Kindern hinsichtlich der Ausprägung ihrer emotionalen Labilität. Sie setzten dazu drei Subskalen der gut normierten Child Behavior Checklist (CBCL) ein, nämlich Aggression/Angst-Depression und Aufmerksamkeit, sowie die DESR – eine Skala zur Erfassung der emotionalen Dysregulation. Während nur 2% der gesunden Kinder starke Probleme hatten, erzielten 36% der Kinder mit ADHS Werte oberhalb des kritischen Cut-off-Wertes für emotionale Dysregulation; zudem waren 19% der Kinder mit ADHS durch extreme Probleme der emotionalen Dysregulation belastet – gesunde Kinder wiesen solche Extremformen nicht auf.

Insgesamt sind Kinder mit ADHS sehr stark von emotionaler Labilität betroffen. Sie lassen sich wie folgt charakterisieren: Es treten vermehrt Störungen und oppositionelles Verhalten auf; zudem wird häufiger von psychiatrischen Klinikaufenthalten und emotional dysregulierten Geschwistern berichtet. Vor allem Angststörungen und mangelnde soziale Kompetenzen kennzeichnen Kinder mit ADHS.

Die Probleme der emotionalen Dysregulation lassen sich auch im Kontext der neuen Sichtweise der ADHS diskutieren. Die von Barkley (1997, 2006, 2012b) und Brown (1996, 2001, 2005a) aufgestellten Sichtweisen ordnen die Emotionsregulation einem der sechs Cluster aus **Abbildung 2-1** zu. Barkleys Sichtweise betonte die Inhibition von Frustration, Ungeduld, Wut und Ärger sowie die Selbstregulation von Emotionen (Barkley, 2010, S. 15).

Barkley, Murphy und Fischer (2008, S. 176–179) berichteten von Erwachsenen mit ADHS, die große Schwierigkeiten beim Bewältigen von negativen Emotionen aufweisen. In dieser Studie verglichen die Autoren Menschen mit ADHS, Menschen mit anderen psychischen Störungen (klinische Gruppe) und Gesunde (vgl. **Tab. 3-1**).

Brown (2005a, S. 34) betont, dass „Erregbarkeit und Wut nicht die einzigen Emotionen sind, die problematisch für Menschen mit ADHS sind. Viele Menschen mit ADHS haben genauso große oder größere Schwierigkeiten mit der Modulation anderer Emotionen, wie Schmerz oder Traurigkeit, Sorge oder Angst." Browns Sichtweise erwähnt auch Probleme, die entstehen, wenn man Ängste nicht ausreichend sensibel wahrnimmt; diese mangelnde Sensibilität kann bewirken, dass man zu sorgenfrei

Tabelle 3-1: Vergleich von Aussagen (in Prozent) von Menschen mit ADHS, einer klinischen Gruppe und Gesunden (Aussagen geben Probleme in den letzten 6 Monaten an)

Item	Menschen mit ADHS	Klinische Gruppe	Gesunde
Findet es schwer zu warten; ungeduldig	75	63	5
Wird schnell wütend oder verärgert	63	46	7
Leicht frustriert	86	70	8
Überreagiert emotional	68	49	6
Leicht aufgeregt	70	48	15

lebt, obwohl es guten Grund gäbe, Ängste zu empfinden und nach ihnen das eigene Handeln auszurichten.

Lezak et al. (2004) gehen der Frage nach, ob Menschen mit ADHS möglicherweise in der Angstregulation aufgrund einer unzureichenden synaptischen Verbindung zwischen dem präfrontalen Kortex, dem Hippocampus und der Amygdala beeinträchtigt sind.

Brown (2005a) diskutiert auch die Folge einer beeinträchtigten Motivation. Diese Probleme äußern sich darin, dass viele Menschen mit ADHS den Beginn einer Aufgabe verzögern und so lange hinausschieben, bis der Druck unerträglich ist. Diese Menschen weisen ein chronisches Problem auf, sich zu aktivieren und eine Leistung bei der Bearbeitung einer Aufgabe aufrechtzuhalten. Barkley et al. (2008, S. 176f.) untersuchten die unzureichende Motivationslage von Menschen mit ADHS; die in **Tabelle 3-2** aufgeführten Äußerungen beschreiben diese Motivationslage. Die Ergebnisse verdeutlichen das unzureichende Interesse und die geringe Motivation bei der Bearbeitung von schulischen und beruflichen Aufgaben.

Motivationsprobleme bei Kindern mit ADHS wurden auch von Diamond (2005) in einer Laborstudie beschrieben. Sie sieht in der ADHS in dem unaufmerksamen und dem kombinierten Typ zwei unabhängige Störungen. Vor diesem Hintergrund glaubt sie, dass die Motivationsprobleme der Kinder mit ADHS vor allem darin liegen, dass sie sich schnell langweilen. Offensichtlich besteht das Problem darin, dass die Kinder nach externen (oder internen) Ablenkungen suchen, da ihr Interesse an dem, was sie eigentlich tun sollen oder was sie begonnen haben, sich schnell verflüchtigt.

Tabelle 3-2: Vergleich von Aussagen (in Prozent) von Menschen mit ADHS, einer klinischen Gruppe und Gesunden (Aussagen geben Probleme im Leben der Menschen an)

Item	Menschen mit ADHS	Klinische Gruppe	Gesunde
Schafft es scheinbar nicht, Aufgaben zu beenden, bis eine unmittelbare Deadline ansteht.	89	82	6
Hat Probleme, sich selbst zu motivieren, um mit der Arbeit anzufangen.	80	72	6
Nicht motiviert, sich vorzubereiten.	80	62	4
Hat Schwierigkeiten, dem Drang zu widerstehen, etwas Interessanteres zu tun, als zu arbeiten.	87	74	5
Hat Schwierigkeiten, Aufgaben nach Priorität zu bearbeiten.	84	63	4

Unter optimalen Voraussetzungen, wenn sie genügend motiviert sind, können Kinder mit ADHS … gute Leistung bringen, aber es ist schwer für sie, diese aufrechtzuerhalten (Diamond, 2005, S. 819).

Auch wenn man die strikte Trennung der beiden ADHS-Typen, wie sie von Diamond (2005) vorgeschlagen wird, aufgrund der Überlappung der beiden Formen nur schwer aufrechterhalten kann, kommt dem vorgeschlagenen Motivationskonzept eine große Bedeutung zu, sowohl bei Kindern als auch Erwachsenen.

Torrente et al. (2010) diskutierten das Motivationsproblem bei Jugendlichen und Erwachsenen mit ADHS im Sinne einer Apathie-Symptomatik. Sie konzeptualisierten Apathie als „Ausdruck von allgegenwärtiger und dauerhafter Motivationslosigkeit, von einem totalen Mangel an intrinsischer Motivation bis hin zu verschiedenen Stufen reduzierter Motivation (z.B. Probleme, die Initiative zu ergreifen); es bestehen große Probleme, Verhalten ohne sofortige Belohnung zu zeigen oder Aufgaben ohne externe Unterstützung zu beenden" (S. 3). Menschen mit ADHS (gleichgültig welcher Form) zeigen ein deutlich höheres Niveau an Apathie als Gesunde. Dies stimmt mit der Arbeit von Sergeant (2005) überein, der vor allem die unzureichende Anstrengungsbereitschaft und Aktivierung bei Menschen mit ADHS hervorhebt.

Motivationsprobleme bei Menschen mit ADHS ergeben sich aber auch daraus, dass sie unmittelbare Misserfolge nicht aushalten und mit Belohnungen, die erst auf lange Sicht eintreten, nicht umgehen können. Luman et al. (2005) untersuchten 22 Studien mit insgesamt 1181 Kindern, und fanden, dass Kinder mit ADHS (im Gegensatz zu Gesunden), wenn man ihnen die Wahl zwischen einer unmittelbaren und einer verzögerten Belohnung lässt, sich öfters für die unmittelbare Belohnung entscheiden, selbst dann, wenn die verzögerte Belohnung höher ausfällt. Dieser Befund stimmt mit der Arbeit von Sonuga-Barke (2005) und Sonuga-Barke et al. (2010a, 2010b) überein, die aufzeigten, dass Motivationsstörungen bei Kindern mit ADHS oft an einer Verzögerungsaversion liegen, einer Abneigung, auf eine zeitlich verzögerte Belohnung zu warten. Dieses Ergebnis konnte auch in einer Studie von Campbell und von Stauffenberg (2009) an Vorschülern gezeigt werden.

In einer Stichprobe von über 1000 Kindern, die an dieser Längsschnittstudie teilnahmen, testeten Campbell und von Stauffenberg (2009) die Kinder im Alter von 36 und 54 Monaten; bei 54 Monaten wurde mit jedem Kind der „Continuous Performance Test" durchgeführt. Als die Kinder die dritte Klasse erreicht hatten, untersuchten die Wissenschaftler, welche Kinder (laut Eltern- und Lehrerurteilen) Symptome der ADHS aufwiesen.

Es treten deutliche Unterschiede in der dritten Klasse zwischen den Kindern auf, die im Alter von 3 Jahren trotz des Verbots des Testleiters ein attraktives Spielzeug berührten, und den Kindern, die ihre Hände – wie vom Testleiter gefordert – für zweieinhalb Minuten vom Spielzeug lassen konnten. Genauso gab es bedeutsame Unterschiede zwischen denen, die im Alter von 54 Monaten nicht dazu fähig waren, die Belohnung in Form einer kleinen Menge an Süßigkeiten zu verzögern, um nach sieben Minuten dafür eine größere Belohnung zu erhalten, und jenen, die dazu in der Lage waren.

Die Kinder, die nicht abwarten konnten, erfüllten in der dritten Klasse eher die diagnostischen ADHS-Kriterien als die Kinder, die den Belohnungsaufschub aushalten konnten. Auch die Testergebnisse, die die Kinder im Alter von 54 Monaten erzielten (Continuous Performance Test), stützten die Befunde.

Im Alter zwischen drei und sechs Jahren scheinen Belohnungsaufschub, Impulskontrolle, Aufmerksamkeitssteuerung und Planungskompetenzen vorherzusagen, welche Kinder im Alter von neun Jahren an einer ADHS leiden werden. Die „Verzögerungsleistung" der Vorschüler prognostizierte die kognitive und soziale Kompetenz sowie die präferierten Bewältigungsstrategien im Jugendalter (Shoda et al., 1990); ebenso gut konnte man in Labortests die Fähigkeit zur Inhibition über ein Jahrzehnt vorhersagen (Eigsti et al., 2006).

Die frühe Manifestation der Auffälligkeiten könnte zur Vermutung beitragen, dass es sich um eine neurobiologische Störung handelt. Casey et al. (2011) belegten in einer Bildgebungsstudie an Erwachsenen (mittleren Alters), die schon im Vorschulalter an Studien zum Belohnungsaufschub teilnahmen, dass die Tendenz, auf Belohnungen warten zu können, jahrzehntelang stabil bleibt. Diese Unterschiede liegen in den striatofrontalen Regelkreisen, die Motivations- und Kontrollprozesse im Hirn regulieren.

Eine andere Möglichkeit, die Ursachen der Motivationsstörungen neurobiologisch zu erklären, könnte in den Hirnregionen gefunden werden, die für das „Genuss-Erleben" zuständig sind. Volkow und Kollegen (2010) führten eine PET-Studie an Erwachsenen mit ADHS und Gesunden durch. Offensichtlich sind die Hirnregionen, die für die Aktivierung von Belohnungsverhalten und das „Erleben" von Belohnung zuständig sind, gestört. Erfolgsmotivierte Menschen mit ADHS weisen kaum Aufmerksamkeitsprobleme auf.

Volkow und Kollegen (2009) untersuchten biologische Faktoren, die mit Belohnungsaufschub und mit Problemen zusammenhängen, Anstrengungen langfristig aufrechtzuerhalten. Ihre PET-Studie mit 53 nicht medikamentös behandelten Erwachsenen mit ADHS und 44 Gesunden konnte bei Menschen mit ADHS eine deutlich niedrigere Anzahl an Dopamintransportern im Nucleus accumbens, im Mesencephalon und in den linken Regionen des Caudate identifizieren; sie fanden auch eindeutig weniger D_2/D_3-Rezeptoren in denselben Regionen und im hypothalamischen Areal.

Diese biologischen Marker im Belohnungssystem des Gehirns korrelierten negativ mit der eingeschätzten Erfolgsmotivation. Die dopaminergischen Belohnungspfade repräsentieren einen zentralen Bestandteil dessen, was einen Menschen dazu bringt, eine Handlung als belohnend zu erleben. Dieser neurobiologische Mechanismus registriert, wie belohnend eine ausgeübte Handlung erlebt wird.

Die Belohnungserwartung ist bei Menschen mit ADHS oft gestört. Scheres et al. (2007) benutzten fMRT, um die Hirnaktivität bei Jugendlichen mit ADHS und Gesunden zu vergleichen. Die Autoren beschäftigten sich besonders mit der Belohnungserwartung, das heißt einer Hirnaktivität, die bei Menschen mit ADHS, aber nicht bei Gesunden auftritt, wenn Menschen einen finanziellen Gewinn oder Verlust erwarten. Sie fanden, dass für Jugendliche mit ADHS eine deutlich reduzierte Aktivierung der für Belohnungserleben ausgewiesenen Hirnregionen (den ventro-striatalen Gebieten) stattfand, wenn sie eine Belohnung antizipierten. Dies impliziert, dass eine antizipierte Belohnung Jugendliche mit ADHS nicht so „anmacht" wie Gleichaltrige ohne die Störung. Diese Befunde stimmen mit Tripp und Wickens (2008) überein, die empirische Belege zur Wirkung des Dopamins zusammenstellten, die zeigten, dass Menschen mit ADHS für Aktivitäten kaum motiviert sind, die keine unmittelbare und andauernde Verstärkung bieten.

Intraindividuelle Variabilität der ADHS

Castellanos und Tannock (2002) beschäftigten sich mit der hohen Variabilität der ADHS-Symptome. Hierbei handelt es sich um eine zeitliche und kontextbedingte Variabilität, die zum Kern der ADHS gehört (Castellanos et al., 2005). Bis vor Kurzem gab es wenig Studien, die die Leistungsvariabilität von Menschen mit ADHS über die Zeit untersuchten.

West et al. (2002) untersuchten bei jungen und älteren Erwachsenen die Bearbeitung von Aufgaben, die relativ wenig Kontrolle der Exekutivfunktionen benötigen, und Aufgaben, die größere Kontrolle brauchen. Sie fanden, dass mit dem Alter normalerweise die intraindividuelle Variation bei der Ausführung von Aufgaben zunimmt, die mehr exekutive Kontrolle verlangen, aber dies nicht auf Aufgaben zutrifft, die kaum exekutive Kontrolle benötigen. Unterstellt man, dass es sich bei der ADHS um eine Entwicklungsstörung der Exekutivfunktionen handelt, dann dürfte vor allem bei Aufgaben, die viel von den Exekutivfunktionen abverlangen, große Unterschiede im Vergleich zu Gesunden auftreten. So zeigten zum Beispiel Sheridan et al. (2007) in einer fMRT-Studie, dass Mädchen mit ADHS sich zwar in Gedächtnisleistungen, aber nicht in motorischen Leistungen von gesunden Mädchen unterscheiden.

Stuss und Kollegen (2003) zeigten, dass sich die intraindividuelle Leistungsvariabilität durch zwei Auffälligkeiten im präfrontalen Kortex beschreiben lässt: (1) eine lokale Fokalläsion, die mit einem bestimmten kognitiven Prozess verbunden ist, oder (2) ein generelles Defizit der Aufmerksamkeitsregulation. Die Autoren bemerkten, dass die zweite Auffälligkeit durchgehend bei ADHS-Patienten mit Exekutivfunktionsstörungen beschrieben wird.

Die meisten Studien zur intraindividuellen Leistungsvariabilität bei Menschen mit ADHS basieren auf Labordaten, das heißt, es wurden Aufgaben wiederholt vorgegeben, um so die Reaktionszeit und die Präzision bei der Aufgabenbearbeitung zu messen. Klinische Studien zu dieser Problematik wurden kaum diskutiert.

Entwicklung, Struktur und Funktionsfähigkeit des Hirns bei ADHS

Eine Studie von Shaw et al. (2007) verglich wiederholt durchgeführte MRT-Hirnscans von 223 Kindern mit ADHS und 223 gesunden Kindern, um Unterschiede im Verlauf der Hirnentwicklung zwischen 10 und 18 Jahren abzuklären. In diesem Entwicklungszeitraum, vor allem kurz vor der Pubertät, ist eine massive Ausbreitung kortikaler Zellen zu beobachten. Danach folgt eine längere Phase der Synapsen-Elimination, wodurch im Hirn effizientere Schaltkreise entstehen.

Shaw et al. (2007) belegten, dass die Entwicklung in den meisten Hirnregionen bei Kindern mit ADHS und gesunden Kindern ähnlich verläuft; in einigen Regionen verläuft die Entwicklung bei Kindern mit ADHS jedoch deutlich langsamer. Diese

Verzögerung betrifft insbesondere den lateralen präfrontalen Kortex, der besonders wichtig für die Entwicklung der Aufmerksamkeit und Motorik ist. Die Entwicklung der Kinder mit ADHS war in diesen Regionen um drei Jahre verzögert gegenüber gesunden Kindern (Shaw et al., 2007). Normalerweise kommt es jedoch nicht zu einem Entwicklungsstopp, das heißt, fast alle Kinder mit ADHS erreichen einige Jahre später den Entwicklungsstand gesunder Gleichaltriger. Dennoch verursacht diese Verzögerung, dass im Jugendalter bestimmte kognitive Fähigkeiten nicht optimal zur Verfügung stehen (Shaw et al., 2007). Allerdings gibt es sehr wenige Menschen mit ADHS, die vor allem im linken medialen präfrontalen Kortex die erforderliche kortikale Dicke nicht erreichen (Shaw et al., 2006).

Ducharme und Kollegen (2012) untersuchten die Aufmerksamkeitsprobleme von 357 Kindern zwischen 6 und 18 Jahren anhand der Child Behavior Checklist (CBCL) und erstellten von den Kindern wiederholt MRT-Scans. Die Befunde zeigten eine negative Korrelation zwischen den Aufmerksamkeitswerten der CBCL und der kortikalen Dicke bei diesen Kindern zwischen sechs und zehn Jahren. Bei Kindern mit stärkeren Aufmerksamkeitsproblemen entwickelte sich die kortikale Dicke später als üblich. Dieser Befund ähnelt den Daten von Shaw et al. (2007) bei Kindern mit ADHS. Die auffälligen Kinder beider Studien wiesen also eine verzögerte Hirnreifung auf. Erst ab dem Alter von zehn Jahren verschwinden schrittweise die Unterschiede in der Entwicklung der kortikalen Dicke, und es entstehen durch die Eliminierung von Synapsen effizientere Schaltkreise, wie sie bei unauffälligen gesunden Kindern schon deutlich früher vorzufinden sind.

Proal und Kollegen (2011) berichteten von einer Längsschnittstudie, bei der Jungs um das achte Lebensjahr (Durchschnittsalter: 8,3 Jahre) eine ADHS-Diagnose erhielten, und verglichen diese mit unauffälligen Jungs. 33 Jahre später wurden diese Gruppen (Durchschnittsalter: 41,2 Jahre) nachuntersucht. Für die Erwachsenen, die in der Kindheit keine ADHS-Diagnose erhielten, war die graue Masse im Gehirn deutlich dünner als bei Erwachsenen, die in der Kindheit mit ADHS diagnostiziert worden waren, egal ob sie im Erwachsenenalter weiterhin die Kriterien einer ADHS-Diagnose erfüllten. Der dünnere Kortex wurde in den Regionen des dorsalen Aufmerksamkeitsnetzwerks (inklusive der bilateral parietalen und präzentralen Regionen) gefunden. Es handelt sich hierbei um eine Hirnregion, die die exekutive Kontrolle mediiert und die Umsetzung des Aufmerksamkeits-Shiftings unterstützt. Ein dünnerer Kortex wurde auch in mehreren limbischen Regionen gefunden (inklusive des temporalen Pols, der Insula, dem Parahippocampus) und des subgenualen anterioren Cortex cinguli, der emotionale und motivationale Prozesse reguliert, die bei ADHS oft gestört sind. Interessanterweise unterschieden sich die Personen, die als Erwachsene weiterhin die diagnostischen ADHS-Kriterien erfüllten, von denen, die diese Kriterien nicht mehr erfüllten. Personen, deren Symptomatik remittierte, zeigten eine weitgehend normale Entwicklung der präfrontalen, zerebellaren und thalamischen Schaltkreise. Es ist zu vermuten, so die Autoren der Studie, dass im späten Jugendalter bei den Personen, die eine Remission aufwiesen, diese kompensatorische Entwicklung stattfand.

Eine Meta-Analyse an Studien zu ADHS-spezifischen Auffälligkeiten in der grauen Substanz im Hirn wurde von Nakao und Kollegen (2011) durchgeführt. In die Meta-Analyse wurden 14 Datensätze mit 378 Patienten und 344 Gesunden aufgenommen. Eindeutig war, dass bei Menschen mit ADHS ein reduziertes Volumen der grauen Substanz vorlag, wobei diese Tatsache vor allem in den Regionen der Basalganglien gefunden wurde. Nakao et al. (2011) fanden zudem, dass Menschen mit ADHS, die mit Stimulanzien behandelt wurden, diese strukturellen Auffälligkeiten früher normalisieren können.

Ein weiterer struktureller Unterschied in der Hirnentwicklung bei Menschen mit ADHS wurde von Shaw und Kollegen (2012) formuliert. In dieser längsschnittlichen Betrachtung wurden MRT-Scans von Kindern mit ADHS und gesunden Kindern bis ins Jugendalter miteinander verglichen. So zeigte sich im mittleren Alter (14,6 Jahren) der Kinder mit ADHS, dass sich die maximale Oberfläche des rechten präfrontalen Kortex entwickelt hatte, und damit deutlich später als bei gesunden Kindern (12,7 Jahre). Diese Befunde legen nahe, dass Kinder und Jugendliche mit ADHS generell in der kortikalen Reifung verzögert sind.

Gesunde und Menschen mit ADHS unterscheiden sich nicht nur in der Fläche, dem Volumen und der Dicke des Hirngewebes, sondern auch in der funktionellen Konnektivität der verschiedenen Hirnregionen. Diese Unterschiede werden zum Beispiel durch die fraktionelle Anisotropie (FA) und Raten der mittleren Diffusivität (MD) gemessen. Anhand der Diffusions-Tensor-Bildgebung (einer relativ neuen MRT-Technologie) kann die Beschaffenheit der weißen Substanz über Diffusionsbewegungen der Wassermoleküle in den Axonen überprüft werden. Bush (2009) zeigte, dass Kinder mit ADHS eher eine niedrigere fraktionelle Anisotropie in den verschiedenen, eng mit Aufmerksamkeit und den Exekutivfunktionen verbundenen Hirnregionen aufweisen.

Die weiße Substanz ist bedeutsam, damit verschiedene Hirnbereiche effektiv miteinander kommunizieren können. Manche Pfade aus weißer Substanz entwickeln sich in der späten Kindheit, aber andere, insbesondere solche, die Verbindungen vom und zum präfrontalen Kortex erstellen, entwickeln sich bis weit ins Jugendalter. Nagel und Mitarbeiter (2011) präsentierten Daten von Kindern mit ADHS und Gesunden, um die atypisch verteilte Mikrostruktur weißer Substanz bei Kindern mit ADHS zwischen sieben und neun Jahren zu verdeutlichen. Diese Unterschiede traten in den frontoparietalen, den frontolimbischen, den zerebellaren und den temporal-occipitalen Regionen und in der Corona radiata auf. Diese Studie legt nahe, dass Menschen mit ADHS bereits vor dem Jugendalter vielfältige Anomalien der Pfade der weißen Substanz besitzen, die die Kommunikation zwischen verschiedenen Hirnregionen entscheidend beeinflussen.

Konrad und Kollegen (2010) setzten die Diffusions-Tensor-Bildgebung ein, um die Beschaffenheit weißer Substanz bei Erwachsenen mit ADHS und Gesunden zu vergleichen. Sie fanden eine geringere fraktionelle Anisotropie und höhere Raten der mittleren Diffusivität bei Erwachsenen mit ADHS (bilateral in der orbitomedial-präfrontalen weißen Substanz und im rechten anterioren Bündeln im Gyrus cinguli); zudem entdeckten sie eine erhöhte fraktionelle Anisotropie bilateral in den temporalen Strukturen aus weißer Substanz. Die Beschaffenheit der weißen Substanz und Aufmerksamkeits- und Impulsivitätsprobleme korrelierten bei diesen Erwachsenen mit ADHS miteinander.

Eine Metaanalyse aus 15 Studien zur Beschaffenheit der weißen Substanz bei Kindern, Jugendlichen und Erwachsenen mit ADHS fand, dass bei Menschen mit ADHS im Vergleich zu Gesunden die weiße Substanz schwach verbunden war, was wahrscheinlich durch eine verzögerte Myelinisierung erklärt werden kann. Die gestörte weiße Substanz war vor allem im fronto-striatal-zerebellaren Regelkreis verortet (van Ewijk et al., 2012).

Konrad und Eickhoff (2010) betonten in einem Review die Bedeutung der Organisation und Funktionalität eines verteilten Netzwerkes, das die komplexen interregionalen Interaktionen im Gehirn integriert. Der Titel des Artikels stellt die Frage: „Ist das ADHS-Hirn anders vernetzt?" Nach der Studienlage ist diese Frage für Kinder und Erwachsene zu bejahen.

Fassbender et al. (2009) zeigten, dass Kinder mit ADHS zwischen 8 und 14 Jahren im Vergleich zu Gesunden eine höhere intraindividuelle Variabilität und mehr Fehler bei kognitiven Aufgaben aufweisen. Dieser Befund stimmt mit der Ruhezustand-Interferenz-Hypothese nach Sonuga-Barke und Castellanos (2007) überein, die davon ausgeht, dass die höhere Variabilität in den Reaktionszeiten bei ADHS möglicherweise durch das Ruhezustand-Aufmerksamkeits-Netzwerk bei zielgerichteter Aktivität verursacht ist.

Neuere Forschung hat zwei Auffälligkeiten in der funktionellen Verbindungsdichte in Hirnen von Kindern mit ADHS gezeigt: (1) eine stärkere Konnektivität in den Belohnung-Motivation-Regionen und (2) eine schwächere Konnektivität in den dorsalen Aufmerksamkeits- und Ruhezustand-Netzwerken sowie in der funktionellen Verbindung zum Zerebellum. Tomasi und Volkow (2012) überprüften diese Befunde bei Kindern als Hinweis, dass ADHS nicht nur durch Aufmerksamkeits- und Hyperaktivität/Impulsivitätsprobleme beschrieben werden kann, sondern auch durch motivationale Defizite.

Posner et al. (2011) untersuchten bei Jugendlichen mit und ohne ADHS im Rahmen einer fMRT-Studie die Verbindung zwischen zwei mit der emotionalen Reaktion assoziierten Hirnregionen: der Amygdala und dem lateralen präfrontalen Kortex. Jugendliche mit ADHS aktivieren bei unterschwellig präsentierten Angstreizen stark die Amygdala, was als Hinweis auf die biologische Basis der Emotionsregulation gedeutet werden kann. Posner et al. (2011) schlugen vor, dass die enge Verknüpfung von Amygdala und dem lateralen präfrontalen Kortex möglicherweise extreme emotionale Reaktionen begründet, die bei Jugendlichen mit ADHS oft auftreten. Sie zeigten auch, dass Stimulanzien die Emotionsverarbeitung bei Jugendlichen mit ADHS positiv beeinflussen und regulieren. Generell sind positive Effekte von ADHS-Medikamenten durch viele Bildgebungsstudien belegt worden. So zeigten Peterson und Kollegen (2009) bei 7- bis 18-Jährigen mit ADHS, dass eine Stimulanzienbehandlung Ruhezustandsaktivität unterdrückt sowie die Aktivität im ventral-anterioren und posterioren Gyrus cinguli normalisiert und dadurch die Leistung bei Stroop-Aufgaben verbessert.

Durch die Gabe von Stimulanzien können Menschen mit ADHS ihre Aufmerksamkeit besser fokussieren und das Gedankenschweifen vermeiden. In der fMRT-Studie untersuchten Liddle et al. (2011) Kinder mit ADHS zwischen neun und 15 Jahren, indem sie diese eine Go/NoGo-Aufgabe mit und ohne Methylphenidat bearbeiten ließen. Kinder mit ADHS, die keine Medikamente einnahmen und nicht motiviert waren, die Aufgabe zu bearbeiten, zeigten eine deutlich schwächere Unterdrückung des Default-Mode-Netzwerkes. Neuere Entwicklungen haben zwar unkorrelierte Netzwerke im Ruhezustand des Hirns gefunden: Ein aufgabenpositives und ein aufgabennegatives oder Default-Mode-Netzwerk, die sich beide in einem niedrigen Frequenzbereich (<.01Hz) synchronisieren. Während das aufgabenpositive Netzwerk bei der Antwortauswahl und der Planung von Handlungen beteiligt ist, wird das Default-Mode-Netzwerk mit introspektiven Aufmerksamkeitsprozessen und abschweifenden Gedanken in Verbindung gebracht (Sonuga-Barke & Castellanos, 2007). Da die beiden Netzwerke unkorreliert sind, ist die gleichzeitige Aktivierung beider Netzwerke unmöglich und die Unterdrückung des Default-Mode-Netzwerkes während zielgerichteter Aufgaben somit notwendig. Nach dieser Annahme von Sonuga-Barke und Castellanos (2007) kann eine schwache Aufgabenmotivation dazu führen, dass das Default-Mode-Netzwerk nicht unterdrückt werden kann, wodurch zielgerichtete Aufmerksamkeitsprozesse behindert werden. Gibt man diesen Kindern dann Medikamente, können die abschweifenden Gedanken genauso unterdrückt werden wie bei gesunden Kindern.

In einer fMRT-Studie belegten Rubia et al. (2009), dass Methylphenidat (MPH) die dysfunktionalen striatofrontal-thalamisch-zerebellaren und parietal-temporalen Aufmerksamkeitsnetzwerke so stark reguliert, dass die Aufmerksamkeitsprobleme verschwanden. Das MPH reguliert hypersensitive orbitofrontale Aktivierung bei der Belohnungsverarbeitung herunter. Mit MPH gelingt also eine kontextabhängige Modulierung der Motivierungs- und Aufmerksamkeitsprobleme.

In einer weiteren fMRT-Studie (Follow-up-Studie) belegten Rubia und Kollegen (2011), dass MPH bei unbehandelten Kindern mit ADHS die gestörte striatofrontale Funktionsfähigkeit deutlich normalisiert, aber nicht die medial-frontale oder temporale Dysfunktionalität beeinflusste. Daraus schlossen die Forscher, dass MPH einen hoch regulierenden Effekt auf die striatofrontale Aktivierung besitzt.

Die meisten bisher zitierten fMRT-Studien arbeiten mit kleinen Stichproben. So auch in der Meta-Analyse von Nakao et al. (2011), deren Ergebnisse stark dafür sprechen, dass eine Stimulanzienbehandlung atypische Hirnstrukturen (insbesondere in den Regionen des Striatums) normalisiert. Neue Ergebnisse müssen allerdings noch durch Längsschnittstudien untermauert werden.

Intelligenz und ADHS

Störungen der Exekutivfunktionen sind nicht gleichzusetzen mit Beeinträchtigungen der Intelligenz, wie sie in IQ-Tests gemessen werden. Delis und Kollegen (2007) verglichen bei 470 gesunden Kindern und Jugendlichen die IQ-Ergebnisse mit Befunden zu Störungen der Exekutivfunktionen. Ihre Daten verdeutlichen, dass Aussagen zur Intelligenz und Exekutivfunktionen divergieren, da IQ-Tests komplexere Exekutivfunktionen schlecht abschätzen können. IQ-Tests erklärten maximal 18 % der Varianz der Befunde zur Kennzeichnung von Exekutivfunktionen. Ähnliche Ergebnisse erzielten Ardila et al. (2000) in ihrer Studie an 50 Schülerinnen und Schülern zwischen 13 und 16 Jahren.

Auch eine Studie an Kindern mit und ohne ADHS von Rommelse et al. (2008) zeigte, dass Unterschiede in den Exekutivfunktionen nicht durch Intelligenzunterschiede erklärt werden können. In einer Faktorenanalyse (Hauptkomponentenanalyse) waren in dieser Studie Exekutivfunktionen und Intelligenz unabhängig voneinander. Dieser Befund deckt sich mit den Ergebnissen von Schuck und Kollegen (2005), die davon ausgehen, dass Kinder mit ADHS nicht notwendigerweise einen niedrigen IQ haben. In dieser Studie machten Befunde zu Intelligenz und Exekutivfunktionen noch nicht einmal 5 % gemeinsame Varianz aus.

In manchen Studien haben Kinder mit ADHS niedrigere IQ-Werte als Kinder ohne ADHS (Frazier et al., 2004). Hierbei wird häufig übersehen, dass Intelligenztestbatterien (wie der Wechsler-Test) auch Aspekte der Exekutivfunktionen messen. Bisherige Ergebnisse legen nahe, dass auch Menschen mit hoher Intelligenz an AHDS leiden können.

Katusic und Kollegen (2011) verglichen Kinder mit ADHS, die verschiedene IQ-Werte aufwiesen, miteinander. Sie sammelten Daten von 331 Kindern mit AHDS in einer Geburtskohortenstudie; davon hatten 34 eine hohe, 276 eine mittlere und 21 eine niedrige Intelligenz. Die Kinder ähnelten sich in allen Gruppen, das heißt, es traten keine Unterschiede in der Kernsymptomatik und dem Manifestationsalter der ADHS und komorbider Lern- und psychischer Störungen, im Substanzmissbrauch und den Behandlungsraten auf.

Eine Stichprobe von 49 Kindern mit einem hohen IQ (≥ 120), die die diagnostischen Kriterien des DSM-IV zur ADHS vollkommen erfüllten, wies dieselben kognitiven und psychischen Auffälligkeiten auf, die auch ADHS-Kinder mit einem durchschnittlichen IQ zeigten. Die ADHS-Kinder mit einem hohen IQ hatten öfters deutliche Schwierigkeiten mit den Schularbeiten; 22 % hatten eine Klasse mindestens einmal wiederholt, während dies bei nur 3 % der unauffälligen Kinder der Fall war. Auch bei den intelligenten ADHS-Kindern waren die Verwandten ersten Grades deutlich häufiger von ADHS betroffen (22,9 %) als Verwandte von unauffälligen Kindern (5,6 %). Antshel et al. (2007) folgerten daraus, dass eine ADHS-Diagnose auch bei Kindern mit hohem IQ durchaus valide sein kann.

Anhand einer Follow-up-Studie belegten Antshel und Kollegen (2008), dass über einen Zeitraum von 4,5 Jahren hochintelligente Kinder mit ADHS (im Vergleich zu ähnlich intelligenten Kindern ohne ADHS) auch langfristig sehr viel stärker von Stimmungs-, Angst- und Verhaltensstörungen betroffen waren. Die ADHS-Kinder wiesen zudem durchgängig erhöhte Raten an sozialen, schulischen und familiären Problemen auf. Die IQ-Werte beider Gruppen blieben über diesen Zeitraum nahezu unverändert.

In einer Studie von 117 Kindern und Jugendlichen mit hohem IQ und ADHS ermittelten Brown, Reichel und Quinlan (2011c) mehrere kognitive Funktionen, bei denen deutliche Probleme auftraten. Neben den mit der Brown ADD Rating Scale (BADDS) for Children and Adolescents (Brown, 1996, 2001) identifizierten kognitiven Störungen traten deutliche Störungen im Arbeitsgedächtnis, in der Verarbeitungsgeschwindigkeit und im auditiven Gedächtnis auf. Ähnliche kognitive Schwächen wurden in einer Stichprobe von 157 Erwachsenen mit hohem IQ ermittelt (Brown et al., 2009).

Insgesamt unterstützen die vorhandenen Daten die These, dass ADHS unabhängig von der Intelligenz auftritt. Allerdings zeigen klinische Daten (Brown et al., 2009, 2011c), dass Menschen mit einem hohen IQ, die an ADHS leiden, möglicherweise für lange Zeit ihrer Karriere nicht mit dieser Störung diagnostiziert werden, länger unentdeckt bleiben, was Bezugspersonen und Kliniker zur falschen Annahme verleitet, dass ADHS nicht bei Menschen mit einem hohen IQ auftritt.

Zur Erblichkeit und Genetik der ADHS

Anhand von vier Informationsquellen lässt sich prüfen, ob die ADHS vererbt wird:

1. Häufigkeit der ADHS in einzelnen Familien
2. Adoptionsstudien
3. Zwillingsstudien
4. Molekularstudien (um bestimmte Gene zu identifizieren, die mit erhöhter Häufigkeit einer ADHS einhergehen)

Die frühe gut kontrollierte Studie von Faraone et al. (1992) verglich die Häufigkeit von ADHS in den Familien von 140 Jungs mit einer ADHS-Diagnose zwischen 6 und 17 Jahren mit Daten von 120 unauffälligen Jungs. **Tabelle 3-3** gibt die Prozentwerte einer ADHS bei Eltern und Geschwistern an.

Faraone et al. (2000) ermittelten bei Mädchen mit ADHS die Rate von ebenfalls von ADHS betroffenen Familienmitgliedern (24 %) und verglichen diese mit unauffälligen Mädchen und ihren Familien (7 %). Diese Befunde standen nicht mit beiden Subtypen der ADHS in Beziehung.

Biederman und Kollegen (1995) führten auch eine Pilotstudie an 84 mit ADHS diagnostizierten Erwachsenen durch, um die Rate der ADHS bei ihren Kindern festzustellen. Die Erwachsenen hatten in 84 % der Fälle mindestens ein Kind mit ADHS und in 52 % der Fälle mindestens zwei Kinder mit ADHS, wobei ein Elternteil mit ADHS durchschnittlich 2,7 Kinder hatte. In diesen Studien wiesen 57 % aller Kinder der Erwachsenen mit ADHS ebenfalls eine ADHS-Diagnose auf. Bei diesen Kindern traten die für ADHS-Kinder typischen Raten an Schulversagen auf.

Smalley und Kollegen (2000) untersuchten Eltern in 256 Familien, in denen zwei oder mehr Kinder mit ADHS diagnostiziert waren. Die Forscher fanden, dass

Tabelle 3-3: Prozentwerte von ebenfalls von ADHS betroffenen Familienmitgliedern bei Jungs mit und ohne ADHS

Familienmitglieder	Jungs mit ADHS	Jungs ohne ADHS
Vater	17	3
Mutter	11	2
Bruder	17	5
Schwester	13	1

Nigg et al. (2010) stellten die These auf, dass ein besseres Verständnis der Ätiologie der ADHS sich aus den Wechselwirkungen zwischen Genen und Umwelt ergibt. Der Begriff „Umwelt“ umfasst vielfältige Erfahrungen des Kindes, von denen die meisten noch nicht im Hinblick auf die ADHS erforscht sind. Begreift man ADHS als Entwicklungsstörung, so muss der Einfluss von Umweltfaktoren auf die ADHS-Symptomatik durch Längsschnittstudien untersucht werden. Solche entwicklungsbezogenen Einflüsse resultieren vor allem aus der Interaktion zwischen Kindern und Erziehern sowie der neurobiologischen Reifung.

Neurowissenschaftliche Erforschung der ADHS

Dieses Kapitel fasst die vielfältigen neurowissenschaftlichen Befunde zur ADHS zusammen. Cortese und Kollegen (2012) untersuchten 55 fMRT-Studien, die ein Fundament für eine systematische, neurowissenschaftliche Sichtweise auf die Erscheinungsformen der ADHS bildeten. Diese erweiterte Sichtweise trägt zu einem besseren Verständnis der neuralen Prozesse bei, die den komplexen kognitiven Störungen zugrunde liegen.

4
Wie die neue Sichtweise die Diagnostik der ADHS bei Kindern und Erwachsenen verändert

Die in diesem Buch beschriebene neue Sichtweise der ADHS wirkt sich bedeutsam auf Diagnostik und Behandlung der Störung aus. Wie in Kapitel 2 erwähnt, werden die meisten Menschen, die mit Erhebungsverfahren auf der Basis der neuen Sichtweise untersucht werden, auch die ADHS-Kriterien im DSM-IV erfüllen. Manche Menschen leiden jedoch an erheblichen ADHS-Syndromen, die nicht durch das DSM-IV erfasst werden.

Manifestationsalter

Eine mögliche Einschränkung der ADHS-Diagnostik ergibt sich dadurch, dass eine ADHS-Diagnose verlangt, dass ein Mensch manche Symptome der Störung bereits in der frühen Kindheit aufweisen muss (Barkley, 2010). Nach Barkley (2010) ist die Einschränkung auf das frühe Manifestationsalter unbegründet in die DSM-IV-Kriterien aufgenommen wurden. Selbst Mitglieder des Forschungsteams, die die Feldstudie konzipierten und ausführten (Applegate et al., 1997), hinterfragten die Aussagekraft dieser Vorgabe. Sie merkten an, dass zwar 82% der mit dem kombinierten ADHS-Subtyp diagnostizierten Kinder ein frühes Manifestationsalter aufweisen, aber dies nur auf 43% der Kinder mit dem unaufmerksamen Subtyp zutrifft. Barkley und Biederman (1997) mahnten an, entweder das Kriterium des Manifestationsalters komplett abzuschaffen oder es vage zu definieren.

Die neueste Version des Diagnostischen und statistischen Leitfadens psychischer Störungen, das DSM-5, macht hier einen Kompromiss und legt das Manifestationsalter auf 12 Jahre fest. Um die möglichen Auswirkungen dieses veränderten Manifestationsalters abzuschätzen, untersuchten Polanczyk et al. (2010) eine Geburtskohorte von über 2000 britischen Kindern im Alter von sieben und dann

Einschätzskalen zur Erfassung ADHS-bezogener auffälliger Exekutivfunktionen

Gegenwärtig liegen drei normierte Einschätzskalen zur Messung von auffälligen exekutiven Funktionen bei Erwachsenen vor: eine von Brown (1996), eine von Roth, Isquith und Gioia (2005) und eine weitere von Barkley (2011a).

Die Brown ADD Rating Scale for Adults (BADDS; Brown, 1996) umfasst 40 Items, die sich auf fünf der sechs Cluster der neuen ADHS-Sichtweise beziehen:

- Strukturieren, Prioritäten setzen und eine Arbeit anpacken
- Fokussieren, Aufrechterhaltung und Lenken der Aufmerksamkeit bei Aufgaben
- Vigilanzregulation, Aufrechterhaltung der Leistung und Verarbeitungsgeschwindigkeit
- Frustrationsbewältigung und Emotionsregulation
- Arbeitsgedächtnis und Erinnern.

Die Skala wurde an 142 Erwachsenen normiert, die im Rahmen eines klinischen Interviews nach den DSM-IV-Kriterien als Menschen mit ADHS diagnostiziert wurden, und mit 143 Gesunden verglichen. Es traten klare Unterschiede zwischen den Erwachsenen mit einer ADHS-Diagnose und den Gesunden auf. Es wird deutlich, welche diagnostischen Kriterien erfüllt werden und welche Stärken und Schwächen hinsichtlich der Cluster der Exekutivfunktionen bestehen.

Die Behavior Rating Inventory of Executive Function: Adult Version (BRIEF-A) (Roth et al., 2005) wurde als Erweiterung der Behavior Rating Inventory of Executive Function (BRIEF) als Einschätzskalen für Lehrkräfte und Eltern entwickelt. Die Skala von Roth et al. (2005) umfasst 75 Items in Form von Selbst- und Fremdeinschätzungen; sie kann bei Erwachsenen zwischen 18 und 90 Jahren angewandt werden. Mit dieser Skala können folgende Exekutivfunktionen erfasst werden: Inhibition, Shifting, emotionale Selbstkontrolle, Selbstüberprüfung, Initiierung von Verhalten, Arbeitsgedächtnis, Planen/Strukturieren, Aufgabenüberprüfung sowie Strukturieren von Materialien.

Die BRIEF-A wurde anhand einer Stichprobe von 1050 Erwachsenen mit verschiedenen Störungen normiert. Das Verfahren kann bei Patienten mit Alzheimer-Demenz und leichten kognitiven Beeinträchtigungen, Multipler Sklerose, Schädel-Hirn-Trauma, Epilepsie und ADHS eingesetzt werden. Allerdings wird im Manual darauf hingewiesen, dass die Profile der Exekutivfunktionen für eine Diagnose psychischer Störungen (z. B. der ADHS) nicht spezifisch genug sind (Roth et al., 2005, S. 87). Dieser Hinweis ist durchaus angebracht, da die Normierung nur 43 Erwachsene mit ADHS enthielt, von denen manche Medikamente einnahmen.

Die Barkley Deficits in Executive Functioning Scale (BDEFS) stellt eine überarbeitete Version der 99 Items umfassenden Barkley-Skala, auf die in diesem Abschnitt bereits eingegangen wurde (Barkley, 2011). Diese Einschätzskala für Erwachsene von 18 bis 70+ Jahren erfasst Störungen der folgenden Exekutivfunktionen: Zeitplanung, Selbstorganisation, Selbstkontrolle, Selbstmotivierung und emotionale Selbstregulation. Für Selbst- und Fremdeinschätzungsskalen liegt auch eine gekürzte Form vor. Die BDEFS wurde an mehr als 1200 Menschen aus sechs Altersgruppen (repräsentativ für die USA) normiert. Die Studie von Barkley und Murphy (2010) zeigte, dass 89 % bis 98 % der Erwachsenen mit ADHS im klinisch signifikanten Bereich der BDEFS liegen (im Vergleich zu 8 % bis 11 % der Gesunden). Barkley (2011) argumentierte, dass die von den Erwachsenen mit ADHS erzielten extrem hohen Werte die These unterstützen, dass auffällige Exekutivfunktionen und ADHS zwei Seiten derselben Medaille sind.

Vier weitere Skalen zur Einschätzung von Exekutivfunktionen bei Kindern und Erwachsenen bilden die neue Sichtweise ab: die Brown ADD Scales (BADDS), die Behavior Rating Inventory of Executive Functions (BRIEF), die Barkley Deficits in Executive Functioning Scale: Children and Adolescents (BDEFS-CA) und die Comprehensive Inventory of Executive Functions (CEFI) . Jedes dieser Instrumente misst ein breiteres Spektrum an auffälligen Exekutivfunktionen, die die diagnostischen Kriterien des DSM-IV beinhalten. Zudem werden Items aus den Clustern der neuen Sichtweise der ADHS erfasst. Jede Einschätzskala weist Stärken und Schwächen auf (bezogen auf die Normierung, Validierung oder die Anschaffungskosten).

Die Brown ADD Scales für Kinder zwischen drei und sieben sowie zwischen acht und zwölf Jahren (Brown, 2001) erfasst auffällige Exekutivfunktionen bei allen sechs Clustern; die Brown ADD Scales für Erwachsene (Brown, 1996) erfasst die ersten fünf der sechs Cluster der Exekutivfunktionen. Die Skalen wurden im Rahmen klinischer Studien an Kindern und Jugendlichen entwickelt, die die kompletten diagnostischen DSM-IV-Kriterien der ADHS erfüllten.

Die Brown-Skalen wurden an einer klinischen Stichprobe von 208 Kindern zwischen drei und zwölf Jahren normiert; die Kinder wurden von erfahrenen Psychologen im Rahmen von klinischen Interviews mit Kindern und Eltern, Lehrerurteilen, und standardisierten Testverfahren diagnostiziert. Die Kinder mit ADHS wurden dann mit einer repräsentativen (Hautfarbe, ethnische Zugehörigkeit, elterliches Bildungsniveau) Stichprobe von 210 Kindern verglichen. Die Brown-Skalen erfassen ADHS-bezogene auffällige Exekutivfunktionen in den folgenden sechs Bereichen:

- Strukturieren, Prioritäten setzen und Arbeit anpacken
- Fokussieren, Aufrechterhaltung und Lenken der Aufmerksamkeit bei Aufgaben

- Vigilanzregulation, Aufrechterhaltung der Leistung und Verarbeitungsgeschwindigkeit
- Frustrationsbewältigung und Emotionsregulation
- Arbeitsgedächtnis und Erinnern
- Aktivitätsüberprüfung und Selbstregulation

Daten aus der Normierung der Brown-Skalen für Kinder belegen, dass man mit diesen Einschätzskalen (Eltern-, Lehrer- und Selbsturteil) effektiv zwischen Kindern mit einer ADHS-Diagnose nach den DSM-IV-Kriterien und Gesunden unterscheiden kann.

Die Brown ADD Rating Scales für 12- bis 18-Jährige basieren auf 40 Items zur Erfassung der Selbst- und Elternurteile (Brown, 1996, 2001). Diese Einschätzskalen untersuchen Störungen der Cluster 1 bis 5 der neuen Sichtweise der ADHS. Die Skalen für Jugendliche wurden an einer Stichprobe von 191 ADHS-Patienten in drei Altersgruppen zwischen 12 und 18 Jahren (verglichen mit 190 Schülern ohne ADHS) normiert. Die Skalen unterschieden deutlich zwischen den Menschen mit ADHS und den Gesunden.

Die Behavior Rating Inventory of Executive Function (BRIEF, Gioia et al., 2000) enthält Eltern- und Lehrerurteile zur Beurteilung von auffälligen Exekutivfunktionen bei Kindern im Alter von 2,5 bis 5,11 Jahren sowie von 5 bis 18 Jahren. Der BRIEF-Fragebogen liegt auch in einer Selbsteinschätzungsversion für Jugendliche zwischen 11 und 18 Jahren vor. Die Items der BRIEF beziehen sich auf zwei Bereiche: Verhaltensregulation und Metakognition. Diese Bereiche bauen auf den Subskalen auf, die folgende Fähigkeiten eines Kindes überprüfen:

- **Inhibition:** Impulskontrolle (das Verhalten zum rechten Zeitpunkt auf eine angemessene Art und Weise stoppen)
- **Shifting:** Sich flexibel von einer Situation zur nächsten bewegen können, je nach den Anforderungen der Situation
- **Emotionale Selbstkontrolle:** Emotionale Reaktionen angemessen modulieren
- **Initiieren:** Eine Aufgabe/Aktivität selbstständig beginnen
- **Arbeitsgedächtnis:** Wichtige Informationen behalten, um eine Aufgabe fertigzustellen oder bei einer Aktivität zu bleiben
- **Planen/Strukturieren:** Zukünftige Ereignisse antizipieren, Ziele setzen, Aufgaben systematisch ausführen
- **Strukturieren von Materialien:** Den Arbeitsplatz und die Materialien in Ordnung halten
- **Überprüfung:** Arbeitsergebnisse überprüfen, die eigene Leistung während oder nach dem Beendigen der Aufgabe beurteilen.

Normen zum BRIEF liegen vor; in die Analysen sind Kinder und Jugendliche mit ADHS, Autismus-Spektrum-Störungen, Angst- und depressiven Störungen sowie Typ-I-Diabetes einbezogen. Die Elterneinschätzung wurde an 53 Kindern mit ADHS (verglichen mit 77 Gesunden) normiert; die Lehrkrafteinschätzung wurde an 120 Kindern mit ADHS (verglichen mit 101 Gesunden) normiert. Die Selbsteinschätzung für Jugendliche wurde an 127 Jugendlichen mit ADHS (im Vergleich zu 172 Gesunden) normiert. Das Manual der BRIEF-Version für Kinder betont, dass man durch das Eltern- und Lehrerurteil zwischen Kindern mit dem unauffälligen und Kindern mit dem kombinierten und vorwiegend unaufmerksamen ADHS-Subtyp unterscheiden kann. Durch das Selbsturteil der Jugendlichen lässt sich ein solches Urteil jedoch nicht ableiten (Guy et al., 2004, S. 77).

Die Barkley Deficits in Executive Functioning Scale for Children and Adolescents (BDEFS-CA, Barkley, 2012b) ist eine Erweiterung der Barkley Deficits in Executive Functioning Scale for Adults, die oben bereits diskutiert wurde. Mit ihren 70 Items lassen sich auffällige Exekutivfunktionen von Kindern und Jugendlichen zwischen 6 und 17 Jahren untersuchen. Es wird erfasst:

- Zeitplanung
- Selbstorganisation
- Selbstkontrolle
- Selbstmotivierung
- emotionale Selbstregulation.

Die BDEFS-CA wurde an einer repräsentativen Stichprobe von über 1900 Eltern, die Kinder zwischen 6 und 17 Jahren hatten, in den USA normiert. Dies ist eine sehr große Stichprobe, um Normdaten zu gewinnen. Diese Skala weist jedoch einige Schwächen auf. So basiert der ADHS-EF-Indexwert nur auf dem Elternurteil und auf den diagnostischen ADHS-Kriterien nach DSM-IV. Es fehlen klinische Urteile, Lehrer- und Selbsturteile (für Jugendliche ab 12 Jahren).

Die Comprehensive Executive Function Inventory (CEFI) (Naglieri & Goldstein, 2013) stellt eine 100 Items umfassende Einschätzskala zur Bewertung exekutiver Funktionen bei Kindern und Jugendlichen zwischen 5 und 18 Jahren dar. Die Kategorien beinhalten:

- Aufmerksamkeit
- Emotionsregulation
- Flexibilität
- Inhibitionskontrolle
- Initiieren

- Strukturieren
- Planen
- Selbstüberprüfung
- Arbeitsgedächtnis.

Die CEFI besteht aus Eltern-, Lehrkraft- und Selbsteinschätzungen, die an klinischen Gruppen normiert wurden: 172 Teilnehmer mit einer ADHS-Diagnose; 51 Teilnehmer mit einer Autismus-Spektrums-Störung; 37 Teilnehmer mit affektiven Störungen und 48 Teilnehmer mit einer spezifischen Lernstörung. Die Daten wurden mit einer repräsentativen Bevölkerungsstichprobe aus Kindern und Jugendlichen in den USA verglichen. Die CEFI beinhaltet verschiedene Urteile, die Stärken und Schwächen der Exekutivfunktionen kennzeichnen können. Das Verfahren ist nicht konkret darauf ausgelegt, Kinder mit ADHS-Störungen zu identifizieren. Das Inventar sieht vor, dass die Urteilenden ohne weitere Anleitung den Fragebogen ausfüllen.

Trotz der Unterschiede zwischen den drei Einschätzskalen für Erwachsene und den vier Einschätzskalen für Kinder und Jugendliche weisen diese normierten Verfahren einheitlich auf die Notwendigkeit hin, verschiedene Exekutivfunktionen bei Menschen mit ADHS über viele verschiedene Altersgruppen hin zu erfassen. Die Studien zeigen auch, dass Menschen mit ADHS in allen Altersgruppen auffällige Exekutivfunktionen aufweisen.

In Kombination mit Daten aus klinischen Interviews können die vorgestellten Skalen verdeutlichen, ob ein Mensch an ADHS leidet und welche spezifischen Exekutivfunktionen am stärksten beeinträchtigt sind.

Einschätzskalen vs. neuropsychologische Tests

Es wird seit Längerem diskutiert, wie auffällige Exekutivfunktionen im Rahmen der ADHS-Diagnostik untersucht werden sollten. 2006 beschrieb Brown zwei gegensätzliche Haltungen; entweder weisen alle ADHS-Patienten auffällige Exekutivfunktionen auf, was sie zu einer Entwicklungsstörung der Exekutivfunktionen machen würde, oder nicht. Diese beiden Ansätze basieren auf unterschiedlichen Verständnissen von Exekutivfunktionen und wie diese untersucht werden sollten.

In einer dieser gegensätzlichen Haltungen sind Exekutivfunktionen als kognitive Funktionen definiert, die mithilfe neuropsychologischer Tests, die in der neuropsychologischen Literatur als „Test der exekutiven Funktionen“ bekannt sind, evaluiert werden. Die meisten dieser neuropsychologischen Tests wurden ursprünglich von Neuropsychologen zur Untersuchung von Schäden des Frontallappens nach einem Hirnschlag, bei Schizophrenie oder nach einem Schädel-Hirn-Trauma entwickelt.

Beispiele solcher Tests sind der Wisconsin-Card-Sorting-Test (Heaton, 1981), die Rey-Osterreith-Figur (Waber & Holmes, 1985), der Tower of Hanoi/London (Shallice, 1982) und weitere. Bei dem ersten Test müssen Karten mit unterschiedlichen Mustern in verschiedene Kategorien sortiert werden; bei der nächsten Aufgabe muss die Zeichnung einer komplexen Figur zunächst kopiert und dann aus dem Gedächtnis nachgezeichnet werden. Bei der dritten Aufgabe muss der Teilnehmer die farbigen Perlen vor sich auf verschiedene Holzpfähle verteilen, in so wenig Zügen wie nötig, um ein bestimmtes Zielmuster zu erreichen. Man geht davon aus, dass diese Verfahren das Gedächtnis, die Planung, die Fokussierung, das Shifting usw. testen, aber ihre Eignung zur Replikation komplexer alltäglicher Aktivitäten ist höchst fragwürdig.

Versuche, die Exekutivfunktionen von Menschen mit ADHS anhand dieser Instrumente zu untersuchen, brachten gemischte Resultate. Willcutt et al. (2005) fertigten eine Metaanalyse auf der Basis von 83 Studien an, die neuropsychologische Tests der exekutiven Funktionen bei Kindern und Jugendlichen mit (N=3734) und ohne (N=2969) ADHS einsetzten. Ihre Analyse zeigte, dass Menschen mit ADHS deutliche Störungen bei der Verhaltensinhibition, der Vigilanz, im Arbeitsgedächtnis und im Bereich der Planung aufwiesen. Die Effektstärken der Metaanalyse dieser Studien waren durchschnittlich auf mittlerer Höhe (0,46–0,69). Die Gruppe um Willcutt schloss daraus, dass Schwächen im Bereich der Exekutivfunktionen mit ADHS verbunden sind, aber darüber hinaus eine Vielzahl von Ursachen eine ADHS ausmachen.

Hervey, Epstein und Curry (2004) veröffentlichten eine Metaanalyse auf der Basis von 33 Studien, die neuropsychologische Tests der exekutiven Funktionen bei Erwachsenen mit ADHS einsetzten; die Ergebnisse bestätigten vor allem die Bedeutung einer eingeschränkten Verarbeitungsgeschwindigkeit und Probleme bei der Verarbeitung komplexer Informationen.

Geht man davon aus, dass Tests der Exekutivfunktionen eine valide Aussage über das Vorhandensein einer ADHS zulassen, dann haben nur um die 30 % der mit ADHS diagnostizierten Menschen ernsthafte Probleme im Bereich der Exekutivfunktionen. Eine Studie von Seidman et al. (2004) mit Erwachsenen mit ADHS zeigte, dass den meisten neuropsychologischen Tests der exekutiven Funktionen die negative Vorhersagekraft fehlt, das heißt, normale Werte auf einem solchen Test können eine ADHS-Diagnose nicht ausschließen. Dies ist logisch, da viele Menschen mit ADHS keine Auffälligkeiten in neuropsychologischen Tests aufweisen.

Barkley (1997, 2006) und Brown (2000a, 2005a) argumentieren, dass 100 % der mit ADHS diagnostizierten Patienten unter Störungen der Exekutivfunktionen leiden. Mit anderen Worten: Die ADHS wäre im Grunde eine Entwicklungsstörung der Exekutivfunktionen. Der Unterschied zwischen Barkley und Brown auf der einen und Willcutt und Kollegen auf der anderen Seite beruht auf dem gegensätzlichen Verständnis darüber, wie Exekutivfunktionen erfasst werden sollten. Barkley und Brown vertreten den Standpunkt, dass neuropsychologische Tests auffällige Exekutivfunktionen nicht genau abbilden, da Exekutivfunktionen nicht spezifisch wirken, sondern an verschiedenen kognitiven Prozessen gleichzeitig beteiligt sind (Rabbitt, 1997).

Letztlich verhindert die Vorstellung, dass neuropsychologische Tests komplexe Merkmale zerlegen und isoliert testen wollen, dass man der Komplexität der Exekutivfunktionen gerecht wird. Mit anderen Worten: Wenn man einen neuen Dirigenten für ein Orchester sucht, könnte man Kandidaten kaum bewerten, indem man sie ihre Arme rhythmisch hin und her werfen oder Abschnitte einer bestimmten Symphonie summen lässt. Die Fähigkeit, eine große Gruppe an Musikern zu integrieren und durch verschiedene Stücke zu führen, kann ohne das Orchester schlichtweg nicht bewertet werden. Man müsste die Fähigkeit des Kandidaten, mit der ganzen Gruppe an Musikern zu interagieren, während diese eine Reihe an komplexen und schweren Stücken spielen, evaluieren. Die Fähigkeit eines Menschen, die komplexen Aufgaben des Alltags zu bewältigen, wie sie in den Symptomlisten im vorherigen Abschnitt dieses Kapitels behandelt wurden, kann viel besser durch systematische Selbsturteile beurteilt werden als durch neuropsychologische Tests der Exekutivfunktionen.

Barkley (2011) vergleicht den Nutzen neuropsychologischer Tests der Exekutivfunktionen und Selbsteinschätzungsskalen und kommt zu folgendem Schluss: Neuropsychologische Tests erfassen nur kurze Verhaltensmuster (typischerweise von nur 5 bis zu 30 Minuten Länge) und versuchen daraus, auf umfassende Verhaltensmuster zu schließen. Barkley (2011) unterstreicht, dass Einschätzskalen hingegen Verhaltensmuster über Wochen und Monate bewerten können. Er betont, dass neuropsychologische Tests nicht die wichtigen Aspekte der Exekutivfunktionen messen, wie etwa Selbstmotivierung oder die Fähigkeit, Leistungen über einen längeren Zeitraum aufrechtzuerhalten. Im Grunde behauptet Barkley, dass es neuropsychologischen Tests an ökologischer Validität fehlt; sie prognostizieren die Fähigkeiten des Selbstmanagements im Alltag nicht gut genug.

Die Diskrepanz zwischen neuropsychologischen Testleistungen und dem Erledigen von Selbstmanagementaufgaben im Alltag illustrieren Shallice und Burgess (1991) anhand einer Studie, die belegte, dass es Patienten mit einer Frontallappenschädigung u.a. nicht möglich war, alltägliche Einkäufe zu erledigen, obwohl sie durchschnittliche oder überdurchschnittliche Ergebnisse in Sprach-, Gedächtnis- und Aufmerksamkeitstests erzielten.

Barkleys Behauptung (Barkley, 2011, 2012b), dass Einschätzskalen besser exekutive Störungen ökologisch valide erfassen als neuropsychologische Tests, wird von den Ergebnissen einer Studie gestützt, in der Barkley und Murphy (2010) neuropsychologische Tests der Exekutivfunktionen mit Selbsteinschätzungsskalen verglichen. Ziel der Studie war, berufsbezogene Einschränkungen bei Erwachsenen mit ADHS zu prognostizieren. Die Ergebnisse zeigten, dass Selbsteinschätzungsskalen die beruflichen Einschränkungen in elf Bereichen deutlich effektiver vorhersahen.

Eine Studie von Biederman und Kollegen (2008b) unterstützt zusätzlich die Überlegenheit, vor allem mit Selbsteinschätzungsskalen auffällige Exekutivfunktionen zu beschreiben. In dieser Studie wurden von 194 Erwachsenen mit einer ADHS Selbsteinschätzungen zu Exekutivfunktionen und entsprechend neuropsychologische Testdaten erhoben und miteinander verglichen. Die Ergebnisse beider Erhebungsverfahren stimmten nur wenig überein. Neuropsychologische Tests identifizierten hauptsächlich Teilnehmer mit niedrigem IQ und schwachen Leistungstestwerten. Selbsteinschätzungsverfahren identifizierten Menschen mit einer stark ausgeprägten ADHS-Symptomatik und zudem komorbid auftretende psychische Störungen und Defizite in der sozialen Kompetenz.

Die berichteten Befunde belegen, dass Selbsteinschätzungsskalen zur Beschreibung ADHS-bezogener, auffälliger Exekutivfunktionen herangezogen werden sollten. Neuropsychologische Tests der exekutiven Funktionen sind nicht ökologisch valide, teuer und generell nicht hilfreich für die Beurteilung einer ADHS. Solche neuropsychologischen Verfahren sollten eher zur Diagnose von Schlaganfall, Demenz oder Schädel-Hirn-Trauma eingesetzt werden.

Das klinische Interview

Das empfindlichste Instrument zur Einschätzung von ADHS stellt ein semistrukturiertes klinisches Interview dar. In diesem Interview werden die Anamnese und das aktuelle Funktionsniveau ebenso erfasst wie die Lebenssituation der Patienten. Es werden dazu Stärken und Schwächen in allen Lebensbereichen (Schule, Beruf, Familie, Freundeskreis) erhoben.

Ein umfassendes Erstinterview dauert üblicherweise mindestens zwei Stunden. Während dieser Sitzung fragt der Kliniker den Patienten und begleitende Familienmitglieder, was sie dazu veranlasst hatte, eine ADHS-Diagnose abzuklären, und was sie gegenwärtig als persönliche Stärken und Schwächen sehen, was ihre Hobbys sind und womit sie im Alltag Probleme haben. Der Kliniker erkundigt sich nach der gegenwärtigen beruflichen/schulischen Situation und Lebenslage des Patienten, nach dem familiären und sozialen Umfeld. Die schulischen Leistungen bzw. der berufliche Kontext sind ebenso bedeutsam wie die Beziehungen zu Gleichaltrigen.

Es kann hilfreich sein, sich nach Familienmitgliedern (auch verstorbenen) zu erkundigen, die ähnliche Lern-, Verhaltens- oder emotionale Probleme aufweisen. Dies führt möglicherweise zu Hinweisen auf komorbide Probleme, für die der Patient möglicherweise ein erhöhtes Risiko besitzt. Es ist ebenso wichtig, nach Schlafmuster und Störung des Sozialverhaltens zu fragen. Bei der Krankheitsgeschichte sollte ein Fokus auf medizinische oder Entwicklungsprobleme erfolgen. Bei der psychischen Gesundheit bzw. den komorbiden Störungen stehen Ängste und Depressionen im Mittelpunkt und müssen abgeklärt werden.

Screening auf mögliche komorbide Störungen

Aufgrund der hohen Rate an komorbiden Störungen bei Menschen mit ADHS sollte im Erstinterview auch ein Screening auf mögliche komorbide Störungen enthalten sein. Der Kliniker sollte Fragen über Ängste, Drogenmissbrauch, Lernprobleme, Verhaltensschwierigkeiten etc. stellen. Ein Leitfaden für solche Fragen ist in den Brown ADD Forms für Erwachsene (Brown, 1996) und für Kinder und Jugendliche (Brown, 2001) enthalten. Weitere Informationen zur Komorbidität verschiedener Störungen sind in Kapitel 6 zu finden.

Nachdem der Kliniker eine angemessene Anamnese erhoben hat, sollte eine Einschätzskala zu ADHS-bezogenen auffälligen Exekutivfunktionen eingesetzt werden, um eine Selbsteinschätzung des Patienten und, wenn möglich, mindestens die Einschätzung einer Bezugsperson einzuholen.

Nach dem Einsatz der Selbsteinschätzungsskalen sollten Patient und Angehörige auf der Basis der aktuellen diagnostischen ADHS-Kriterien (DSM-5) befragt werden.

Zusätzliche diagnostische Erhebungsverfahren

Für den Kliniker kann es hilfreich sein, zwei kurze Verfahren des auditiven Arbeitsgedächtnisses einzusetzen. Auch wenn diese Verfahren für eine ADHS-Diagnose nicht notwendig sind, können sie die Arbeitsgedächtnisfunktionen des Patienten spezifizieren und mit Normwerten sowie der generellen kognitiven Fähigkeit des Patienten verglichen werden. Zwei preiswerte standardisierte Verfahren, die ein Kliniker in weniger als zehn Minuten anwenden kann, bilden der Digit-Span-Test und der Story-Memory-Test. Der Digit-Span-Test misst das Arbeitsgedächtnis für Zahlen; der Story-Memory-Test überprüft das Arbeitsgedächtnis für auditiv-verbale Geschichten. Viele Menschen mit ADHS zeigen eine deutliche Schwäche bei einem oder beiden dieser Erhebungsverfahren – vor allem, wenn man die Ergebnisse mit der verbalen Intelligenz in Verbindung setzt.

Im Digit-Span-Test muss der Teilnehmer eine vom Kliniker laut vorgegebene Zahlenfolge in der richtigen Reihenfolge wiedergeben. Nach einer Reihe immer komplexerer Zahlenfolgen beginnt der Teilnehmer wieder mit kurzen Zahlenfolgen und muss diese dann in umgekehrter Reihenfolge wiedergeben. Viele, aber nicht alle Menschen mit ADHS zeigen hier Schwächen, wenn man die erzielten Ergebnisse im Wechsler-Intelligenz zugrunde legt (Wechsler, 1997a, 2003).

Ebenso nützlich sind der Story-Memory-Test aus der Children's Memory Scale (Cohen, 1997) für Kinder zwischen 5 und 16 Jahren oder der Logical-Memory-Test der Wechsler Memory Scale (WMS-III, Wechsler, 1997b) für Menschen über 16 Jahren. Diese Prüfungen beinhalten zwei kurze Geschichten für jede Altersgruppe. Eine Geschichte wird vom Kliniker dem Teilnehmer laut vorgelesen. Die Geschichte soll dann in Wörtern wiedergegeben werden, die den gerade vorgelesenen so ähnlich wie möglich sind. Eine zweite Geschichte wird dann vorgelesen und in derselben Weise bearbeitet. Nach einer Pause, in der eine andere Aufgabe bearbeitet wird, soll der Teilnehmer jede der Geschichten noch einmal wiederholen.

In einer großen Studie mit Jugendlichen und Erwachsenen mit ADHS zeigten Quinlan und Brown (2003), dass zwei Drittel der Teilnehmer deutliche Schwächen im Arbeitsgedächtnis aufwiesen. Brown (2001) veröffentlichte ähnliche Ergebnisse bei Kindern im Alter von 8 bis 12 Jahren und bei Jugendlichen im Alter von 13 bis 19 Jahren auf der Basis der Children's Memory Scale und/oder der WMS-III. Weitere Hinweise auf Störungen des auditiven verbalen Gedächtnisses bei ADHS-Erwachsenen mit hohem IQ wurden von Brown, Reichel und Quinlan (2009) sowie in einer Studie an ADHS-Kindern und ADHS-Jugendlichen mit hohem IQ von Brown et al. (2011c) veröffentlicht.

Grenzen der „objektiven" Verfahren

Oft suchen Kliniker, Patienten und deren Familien nach „objektiveren" Verfahren zur Diagnose von ADHS. Dazu gehören computerisierte Verfahren, die den Patienten dazu auffordern, auf sporadisch auftretende visuelle Stimuli auf einem Bildschirm oder auf auditive Reize, die abgespielt werden, zu reagieren. Aus den Reaktionsmustern (nämlich der Geschwindigkeit und der Genauigkeit der Antworten) berechnet der Computer die Wahrscheinlichkeit einer ADHS-Diagnose. Solche Tests wirken vielleicht „objektiver", da sie über einen Computer laufen; diese Verfahren haben jedoch dieselben Begrenzungen wie die oben beschriebenen neuropsychologischen Tests der Exekutivfunktionen.

Andere Maßnahmen, die manchmal im Rahmen der ADHS-Diagnostik verwendet werden, sind unter anderem Elektroenzephalogramme und SPECT-Scans. In den letzten 20 Jahren hat die ADHS-Diagnostik sich an den Empfehlungen der amerikanischen Gesellschaft für Kinder- und Jugendlichenpsychiatrie aus dem Jahre

1997 orientiert, die solche Verfahren nicht als Hilfsmittel einer klinischen Diagnostik empfiehlt. Selbst computerisierte Tests der Aufmerksamkeit und Vigilanz (CPTs) sind ebenfalls wenig zur ADHS-Diagnostik geeignet, da sie wenig spezifisch und nicht sehr sensitiv für die klinische Praxis sind. Für die Beantwortung von Forschungsfragen können sie jedoch empfohlen werden.

Huang-Pollock et al. (2012) legten eine Metaanalyse über 47 CPT-Studien vor. Die Ergebnisse zeigten, dass die Effekte zwischen 0,37 (Reaktionszeiten) bis 0,62 (Auslassungsfehler) lagen. Nachdem zusätzlich noch der Effekt eines Publikationsbias kontrolliert wurde, fiel der Wert für Reaktionszeiten auf 0,29. Die Autoren empfahlen, CPTs nicht in klinischen Bereichen als Hilfsmittel bei der Diagnostik oder Behandlung der ADHS einzusetzen.

Studien mit bildgebenden Verfahren sind zum momentanen Zeitpunkt auch in ihrem Nutzen innerhalb der ADHS-Diagnostik sehr begrenzt. In einem Review, das die Frage bearbeitete, ob bildgebende Verfahren etwas zur ADHS-Diagnostik beitragen können, schrieb Bush (2008, S. 386-387und S. 400):

> *Gegenwärtig gibt es keine anerkannte Verwendung der Bildgebung innerhalb der ADHS-Diagnostik ... . Die Verwendung bildgebender Verfahren zur Erforschung der Psychopathologie der ADHS ist für sich wertvoll, aber es ist nicht sinnvoll, dies auf die Entwicklung klinisch nützlicher Bildgebungstests der ADHS zu übertragen.*

Psychoedukation bei ADHS als Teil der Diagnostik

Folgende Erhebungsverfahren sind für die ADHS-Diagnostik nützlich: Klinische Interviews (inklusive Screenings auf mögliche komorbide Störungen), die Einschätzskalen für Exekutivfunktionen, die diagnostischen Kriterien des DSM-5 und die beiden beschriebenen Verfahren zur Erfassung des Arbeitsgedächtnisses. Nachdem diese Informationen eingeholt sind, sollte der Kliniker sich die Zeit nehmen, um den Patienten über ADHS aufzuklären. Für jedes Cluster (vgl. **Abb. 4-1**) sollten Beispiele aus dem Alltag aufgeführt werden. Der Kliniker sollte dann nachfragen, wie stark die beschriebenen Symptome auf den Patienten zutreffen. Dieses Vorgehen unterstützt den diagnostischen Prozess und hilft auch, den Patienten und seine Angehörigen über die Natur der Störung aufzuklären, was die Wahrscheinlichkeit erhöht, dass sie während der Behandlung kooperieren werden.

Am Ende des Erstgesprächs ist es für den Kliniker wichtig, dem Patienten und seinen Familienmitgliedern (sofern anwesend) einen zusammenfassenden Eindruck und Empfehlungen zu vermitteln. Ein Vorgehen stellt der Grafikplan „Circles inside Squares" von Brown (2005b) dar. Im Rahmen dessen zeichnet der Kliniker ein einfaches Quadrat, in dem mehrere spezifische Stärken des Patienten gelistet sind (z.B. „sehr schlau“, „gut darin, Dinge zu reparieren“, „harter Arbeiter“, „unterstützt seine Familie“, „toller Fußballspieler“, „großartiger Gitarrenspieler“). Es ist wichtig, mit der Anerkennung der Stärken zu beginnen, um der Tendenz des Patienten und seiner Angehörigen entgegenzuwirken, sich nur auf die Schwächen und Fehler des Patienten zu fokussieren.

Das nachfolgende Beispiel **(Abb. 4-1)** beschreibt einen Sechstklässler mit ADHS und Problemen im Lesen und Schreiben. Zum Ende der sechsten Klasse wurde er recht depressiv, weil er Angst hatte, die Unterstützung einer bestimmten Lehrkraft zu verlieren, die ihm geholfen hatte, peinliche Gefühle zu umgehen, indem sie den Schüler nicht dazu aufgefordert hatte, laut vor der Klasse vorzulesen.

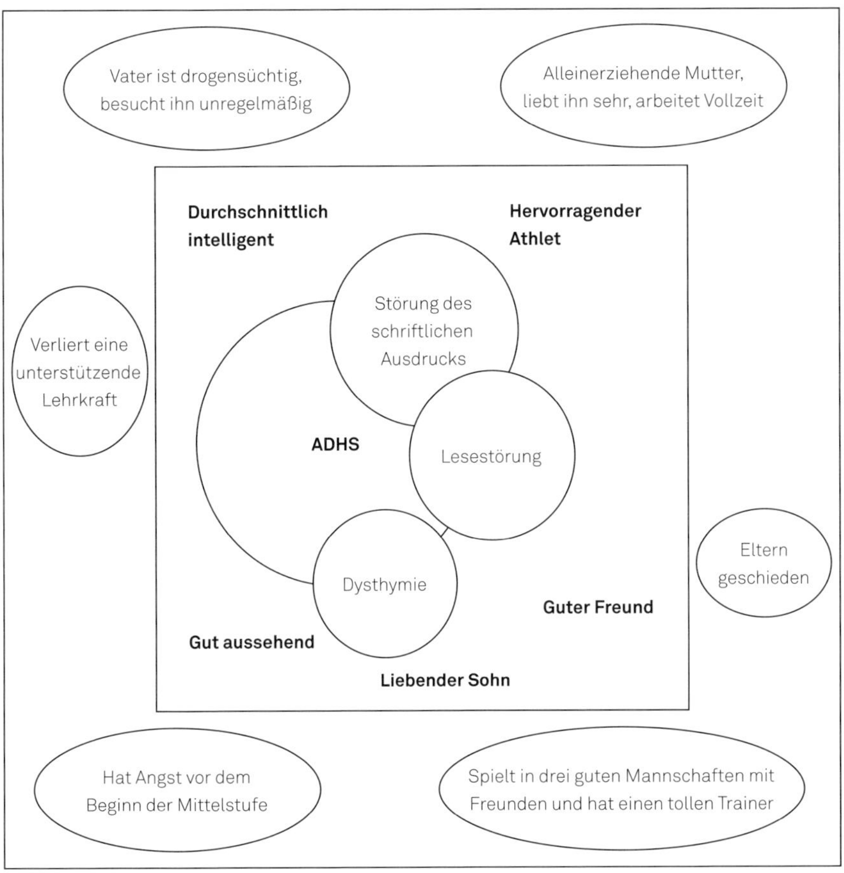

Abbildung 4-1: Beispiel eines Sechstklässlers mit ADHS (aus Brown, 2005a)

Nachdem die wichtigen Stärken aufgezählt und im „Patientenquadrat“ niedergeschrieben sind, können mehrere, sich überlappende Kreise innerhalb des Quadrats eingezeichnet werden, um die Diagnosen zu kennzeichnen; möglicherweise ein Kreis für ADHS, der sich mit allen anderen Kreisen überlappt. Weitere Diagnosen wären: Ängste, Dysthymie, Lesestörungen etc. Diese Kreise können ein Venn-Diagramm bilden, in dem der größte Kreis die wichtigste Diagnose darstellt, während die anderen Diagnosen in Kreisen aufgeführt sind, deren Größe die Relevanz der Diagnosen im Leben des Patienten verdeutlicht. Wenn ein Kliniker unsicher ist, wie er ein bestimmtes Problem benennen soll, kann dieses einfach auf der Beobachtungsebene beschrieben werden. So kann man etwa bei einem Kind mit einem Asperger-Syndrom angeben, dass es „soziale Probleme im Umgang mit anderen Kindern“ aufweist.

Selbstverständlich werden auch die Stärken der Patienten eingetragen, wobei der Patient und die Familie angeben, wie groß jeder Kreis sein sollte, um so die Bedeutung im Alltag zu verdeutlichen.

Nachdem das Patientenquadrat und die überlappenden Kreise gezeichnet und besprochen sind, kann ein weiteres großes Quadrat um das erste gezeichnet werden, um die Umwelt, in der der Patient lebt und arbeitet oder zur Schule geht, darzustellen. In diesem Quadrat werden wichtige unterstützende und stressende Umweltfaktoren notiert wie „viele Freunde in der Schule“ oder „spielt in einer Mannschaft mit einem tollen Trainer“. Im selben Bereich werden Stressfaktoren aufgezählt: „Oma ist sehr krank“, „von zwei Kindern im Schulbus gemobbt“ oder „Firma plant viele Entlassungen“.

Nachdem diese Zeichnung erstellt ist, kann man den Patienten und seine Familie um eine abschließende Einschätzung bitten und nach zusätzlichen wichtigen Stärken und Stressfaktoren fragen, die bislang in der Zeichnung nicht enthalten sind. Möglicherweise treten in dieser Phase Meinungsverschiedenheiten zwischen den Familienmitgliedern auf, die man besprechen kann, um die aktuelle Situation des Patienten und seiner Familie zu verbessern.

5 Wie man durch eine ADHS-Therapie die Exekutivfunktionen verbessern kann

Medikamentöse und psychotherapeutische Behandlung verfolgen normalerweise zwei Ziele: 1) die Störungen sollen gelindert und das Leiden verringert werden; und 2) das Funktionsniveau soll verbessert werden. Bei der Behandlung treten zwei Einschränkungen auf: 1) die Verfügbarkeit von Fachleuten und notwendigen Ressourcen für eine angemessene Behandlung und 2) die Compliance des Patienten.

Psychoedukation der ADHS: Eine entscheidende Komponente der Behandlung

Bei der ADHS bildet die Psychoedukation des Patienten und der Familie einen wesentlichen Bestandteil der Behandlung. Sie hilft auch dabei, den Patienten zur Behandlung zu motivieren. Erfolgt keine angemessene Aufklärung, kann dies dazu führen, dass ein Mensch sich dumm und faul fühlt. Betroffene Kinder und Erwachsene mit ADHS müssen oft jahrelang Frustrationen und Demütigungen ertragen, da sie sich nicht so verhalten, wie man es von ihnen erwartet.

Wenn Eltern, Lehrkräfte, Kollegen und Freunde beobachten, dass ein Mensch mit ADHS sich z.B. beim Sport gut konzentrieren kann und ansonsten im Alltag genau mit dieser Fähigkeit Probleme aufweist, werden sie sagen: „Wenn du es hier kannst, warum kannst du es nicht auch dort?“ Man unterstellt dann schnell einen Mangel an Willensstärke und eine fehlende Bereitschaft, hier und jetzt das zu tun, was diese Person erfolgreich gezeigt hat.

Die Umwelt unterstellt dem Menschen mit ADHS, dass er sich hartnäckig verweigert und alle Probleme gelöst wären, wenn er nur bereit wäre, es mehr und öfters zu versuchen, oder wenn man häufiger und drängender dazu ermahnen würde.

Die Psychoedukation bietet die Möglichkeit, solche Annahmen infrage zu stellen, indem dem Patienten und seiner Familie eine klare, verständliche Beschreibung der Fakten über die Natur der ADHS zur Verfügung gestellt wird. Es ist auch wichtig, im Rahmen der Psychoedukation dem Patienten und seiner Familie die Chancen und Grenzen der Behandlung aufzuzeigen. Es ist wichtig, dass solche Informationen nicht nur dem Patienten, sondern auch seinen Bezugspersonen (u. a. Lehrkräfte, Familienmitglieder) zur Verfügung gestellt wird. Wird das soziale Umfeld nicht aufgeklärt, besteht die Gefahr, dass die Behandlungsmotivation untergraben werden könnte. Eine effektive Psychoedukation über ADHS kann helfen, das persönliche Leiden des Patienten zu verringern; sie kann auch dabei helfen, die Bereitschaft des Patienten, bei einer Behandlung aktiv mitzumachen, zu erhöhen.

ADHS ist im Grunde ein Problem der neurochemischen Prozesse; allerdings können Veränderungen in der Umwelt des Betroffenen positive Veränderungen ermöglichen (z. B. durch positive Anerkennung für eine gute Leistung). Ebenso treten Erfolge durch effektivere Strategien beim Arbeiten und Lernen ein. Aber auch wenn Veränderungen in der Umwelt für sich genommen recht hilfreich sein können, reichen sie selten aus, um die Probleme durch die auffälligen Exekutivfunktionen zu lindern.

Wirkungsmechanismus einer medikamentösen ADHS-Behandlung

Mit einer medikamentösen Behandlung kann das Selbstmanagement-System im Gehirn effektiv beeinflusst werden. Zwar lässt sich dadurch eine ADHS nicht heilen, aber bei 80 % der Betroffenen führt sie zu einem signifikanten Rückgang der Störungen und einer deutlichen Verbesserung des Funktionsniveaus. Diese Effekte werden durch vorübergehende Veränderungen der neurochemischen Dynamik erzeugt.

Es wird oft behauptet, dass eine ADHS durch „ein chemisches Ungleichgewicht im Hirn" verursacht wird. Die Störungen der ADHS resultieren nicht aus einem globalen Überfluss oder Mangel einer bestimmten Chemikalie im oder rund ums Hirn. Das Problem liegt auf der Ebene der Synapsen, das heißt der unendlich kleinen Verbindungsstellen zwischen bestimmten Netzwerken der 100 Milliarden Neuronen, die die Hirnaktivitäten steuern. Wenn ein elektrischer Impuls (Aktionspotenzial) durch dieses Netzwerk wandert, begegnet er einer Reihe solcher Verbindungsstellen zwischen den Neuronen. Um durch das Netzwerk zu laufen, muss das Aktionspotenzial über jede dieser Synapsen von einem Neuron zum nächsten springen. Dieser Sprung benötigt die Freisetzung von Neurotransmittern, die in jedem Neuron hergestellt und freigesetzt werden, wenn der elektrische Impuls an der Synapse ankommt.

Volkow und Kollegen (2002a, 2002b) und Swanson et al. (2011) haben die Mechanismen beschreiben, mit denen Stimulanzien die Kommunikation zwischen Neuronen verbessern, um die ADHS zu lindern. Mithilfe von PET-Scans zeigten sie, dass Stimulanzien (wie Methylphenidat) in mehreren Synapsen des Hirns operieren, wo sie sich an Dopamintransporterproteine (DAT) binden, die das von der präsynaptischen Nervenzelle freigesetzte Dopamin „aufsaugen" und damit die Verbindung beenden. Diese Bindung am Transporter verlangsamt die Wiederaufnahme des Dopamins, wodurch effektivere Kommunikation zwischen dem präsynaptischen und dem postsynaptischen Neuron möglich wird. Ein ähnlicher Mechanismus entsteht bei Einnahme von ADHS-Medikamenten, die Noradrenalin einsetzen.

Methylphenidat- und Amphetaminmedikamente basieren auf denselben Wirkungsmechanismen; allerdings besitzen Amphetamine auch einen zweiten Mechanismus. Sie verlangsamen nicht nur die Wiederaufnahme des Dopamins, sondern setzen auch noch zusätzlich weiteres Dopamin frei. Bei manchen Menschen mit ADHS funktionieren Methylphenidat- und Amphetaminmedikamente gleich gut. Wenn aber die Nervenzellen chronisch eine unzureichende Menge Dopamin in die Synapse absetzen, ist es unwahrscheinlich, dass eine verlangsamte Dopamin-Wiederaufnahme die synaptische Kommunikation erheblich verbessert. In solchen Fällen kann Amphetamin effektiver wirken als Methylphenidat.

Arnsten und Li (2005) untersuchten den Einfluss sowohl von Dopamin als auch von Noradrenalin auf die Exekutivfunktionen. Sie bezogen sich auf Studien an Tieren und Menschen und belegten, dass kleine Veränderungen in der Modulation von Katecholamin in den Zellen des präfrontalen Kortex die Steuerung des Arbeitsgedächtnisses verbessern. Sie argumentierten, dass niedrige Dosen des D1-Agonisten das Arbeitsgedächtnis und die Aufmerksamkeitsregulation verbessern, während übermäßig hohe Level an freigesetztem Dopamin die Funktionen des präfrontalen Kortex verschlechtern. Genauso beeinflusst ein maximal moderates Level an Noradrenalin die Funktionsfähigkeit des präfrontalen Kortex positiv, während übermäßig hohe Mengen, wie sie zum Beispiel unter Stress freigesetzt werden, zu den Dysfunktionen des präfrontalen Kortex beitragen. Eine umfassende Übersicht zur Bedeutung des Dopamins und Noradrenalins für die Psychopathologie und Behandlung von ADHS wurde von Del Campo et al. (2011) veröffentlicht.

Die meisten von der U.S. Food and Drug Administration (FDA) genehmigte Medikamentenstudien zur ADHS beziehen sich auf Stimulanzien (Methylphenidat und Amphetamine), welche Dopamin und Noradrenalin in den neuronalen Netzwerken steigern. Atomoxetin, ein nicht stimulierendes Medikament, dient als selektiver Noradrenalin-Wiederaufnahmehemmer und wirkt insbesondere auf das Noradrenalin, nicht aber auf das Dopamin. Vor Kurzem wurden zwei alpha-2-Agonisten (Guanfacin und Clonidin) als Behandlungsoptionen bei ADHS anerkannt; diese neueren

Wirkstoffe wurden als Monotherapie oder zur Unterstützung einer Stimulanzienbehandlung empfohlen, jedoch noch nicht systematisch im Hinblick auf ADHS-bezogene exekutive Funktionen geprüft.

Unterschiedliche Reaktionen auf die medikamentöse ADHS-Behandlung

Die Menge an Stimulanzien, die benötigt wird, um einen therapeutischen Effekt bei Menschen mit ADHS zu erzielen, hängt entscheidend davon ab, wie empfindsam der Körper eines Menschen auf ein bestimmtes Medikament reagiert. Volkow et al. (2002a, 2002b) bemerkten, dass bei manchen Patienten eine einzelne Methylphenidat-Dosis von 60 Milligramm wenig Effekt hatte, während sie bei anderen die Level an Dopamin zwischen 3% und 27% veränderten. Individueller Bedarf an Methylphenidat, um die Aufmerksamkeitsleistung zu verbessern, hängt von verschiedenen neurochemischen Aspekten ab. Volkow et al. (2002a, 2002b) zeigen, dass Methylphenidat, wenn es wirkt, die Fähigkeit, Signale von Rauschen zu unterscheiden, verbessert und dazu beiträgt, dass Reizangebote klarer erkannt werden.

Die Komplexität der Dopaminverteilung im Hirn wurde von Cools und D'Esposito (2011) beleuchtet. Sie merken an, dass optimale Level von Dopamin im präfrontalen Kortex und im Corpus striatum recht unterschiedlich ausgeprägt sind, und u.a. von den kognitiven Aufgaben abhängen, die bearbeitet werden. Diese Unterschiede variieren in Abhängigkeit von einer Aufgabe und dem Zeitpunkt. Cools und D'Esposito (2011, S. 120) betonen, dass Dopamin eine entscheidende Rolle im Rahmen der kognitiven Kontrolle einnimmt. Sie vertreten den Standpunkt, dass die Beziehung zwischen Dopamin und kognitiven Funktionen nicht linear ist, sondern eine umgekehrte U-Form bildet, das heißt, sowohl übermäßige als auch unzureichende Level wirken sich negativ aus. Zusätzlich hängen die Effekte des Dopamins von der betroffenen Hirnregion ab, da sich die Regulation ein und derselben Hirnregion auf untergeordnete Prozesse in paradoxer Weise zeigen kann.

Ein Teil dieser komplexen Interaktionen des Dopamins im präfrontalen Kortex scheint mit dem Corpus striatum verbunden zu sein. Cools und D'Esposito (2011) vermuten, dass präsynaptische Autorezeptoren unter Umständen eine entscheidende Rolle einnehmen könnten, da sie möglicherweise für eine paradoxe Regulation des Dopamins sorgen. Möglicherweise bestehen darüber hinaus noch Interaktionen zwischen Dopamin und anderen Neurotransmittern sowie neurohormonellen Systemen (z.B. Östrogen). Alle diese Prozesse beeinflussen die Synthetik, Freisetzung und Wiederaufnahme des Dopamins.

Arnsten (2011) betont, dass Dopamin und Noradrenalin die Funktionsfähigkeit des präfrontalen Kortex regulieren. Noradrenalin verstärkt Verbindungen im präfrontalen Kortex und moderiert das Arbeitsgedächtnis, indem es auf die α_{2A}-Adrenozeptoren der Neuronen des präfrontalen Kortex einwirkt. Arnsten (2011) beschreibt, wie Dopamin die Netzwerke so formt, dass sich das „Rauschen" verringert und der relevante Fokus stabilisiert wird. Er merkt an, dass Guanfacin die Netzwerkverbindung dadurch stärkt, dass es auf die postsynaptischen α_{2A}-Adrenozeptoren einwirken.

Arnsten et al. (2010) beschäftigen sich mit der Informationsverarbeitung zentraler kognitiver Prozesse und weisen dem Arbeitsgedächtnis eine zentrale Rolle innerhalb der Exekutivfunktionen zu. Sie stellten die These auf, dass schnelle und umkehrbare molekulare Signale in diesen langen, dünnen Dornen Interaktionskaskaden zwischen Netzwerken auslösen. Diese können sich zu jeder Zeit verbinden oder trennen und so für immense kognitive Flexibilität sorgen, aber sie sind auch anfällig für genetische oder umweltbedingte Einflüsse, die die Netzwerkverbindungen fehlregulieren können und dabei so problematische Symptome wie Vergesslichkeit oder ein unstrukturiertes Denken und Verhalten begünstigen.

Solche Ergebnisse führen zu Konsequenzen für die klinische Praxis. So müssen Medikamente, insbesondere Stimulanzien, zur Behandlung von ADHS auf die individuellen Unterschiede zwischen den Patienten und auf die intraindividuellen Unterschiede bei der Bearbeitung verschiedener kognitiver Aufgaben im Entwicklungsverlauf abgestimmt sein. Zum Beispiel brauchen manche Menschen vielleicht höhere Level an Dopamin beim Leseverständnis und bei Gedächtnisleistungen als zum Autofahren. Diese neurobiologische Komplexität erklärt, warum eine effektive Medikamentenverschreibung bei ADHS nicht nur wissenschaftlichen Erkenntnissen entsprechen muss, sondern auch von der Fähigkeit des Klinikers abhängt, bestimmte Medikamente in ihrer Dosierung und zeitlichen Einnahmefrequenz an die Situation des Patienten anzupassen.

Um die Medikamentenwirksamkeit zu analysieren, können drei Ansätze gewählt werden, die spezifische Optionen und Grenzen beinhalten. So kann man mit modernen bildgebenden Verfahren die Hirnregionen und Hirnfunktionen, die von der Medikation beeinflusst werden, analysieren. Man kann weiterhin unter experimentellen Bedingungen die Wirksamkeit einer bestimmten Behandlung kontrollieren. Die dritte und am häufigsten eingesetzte Methode basiert auf Selbsteinschätzungen der Verhaltenssymptomatik, wie sie auf den Einschätzskalen zu finden sind, die in Kapitel 4 diskutiert wurden. Klinische Experimente benutzen oft Einschätzskalen, um die DSM-IV-Kriterien zu erfassen und/oder die exekutiven Funktionen zu überprüfen.

Zur Wirksamkeit einer medikamentösen Behandlung der ADHS

Bildgebende Verfahren

Rubia und Kollegen (2009) verwendeten fMRT, um Defizite bei der Aktivierung und funktionellen Verbindung in den Aufmerksamkeits- und Motivationsnetzwerken des Hirns bei Kindern mit und ohne ADHS zu erfassen. Diese Autoren analysierten die Wirkung von Placebos an Kindern mit ADHS, die bisher keine medikamentöse Behandlung erhielten; diese Kinder zeigten eine deutlich reduzierte Aktivierung und weniger funktionelle Verknüpfungen in Hirnregionen, die wichtig für eine Aufmerksamkeitsaufgabe sind. Wurden sie belohnt, zeigte sich eine übermäßige Aktivierung in diesen Hirnregionen. Erhielten sie Methylphenidat, dann normalisierte sich das Muster in diesen Netzwerken, und es traten keine Unterschiede mehr auf zu gesunden Kindern. Dies bewies, dass Methylphenidat die Aktivierung und Motivation von Kindern mit ADHS verbessert.

Eine weitere Studie von Rubia et al. (2011) belegte, dass Methylphenidat die Aktivierung der striatofrontalen Regionen normalisiert, die für die Ablenkungshemmung bei störenden Reizen während einer Aufgabenbearbeitung verantwortlich sind. In einer doppelblinden, placebokontrollierten Studie zeigten sie, dass Jungs mit ADHS, während sie Placebos einnahmen, eine reduzierte Aktivierung des rechten inferioren präfrontalen Kortex, des linken Corpus striatums und des Thalamus sowie anderer (bei Gesunden aktiver) Hirnbereiche aufwiesen. Als diese Kinder mit ADHS mit Methylphenidat behandelt wurden, war ihre Aktivierung dieser Hirnregion vergleichbar mit der von gesunden Kindern. Rubia et al. (2011) wiesen darauf hin, dass, auch wenn das Methylphenidat die striatofrontale Funktionalität normalisierte, sich dieser Effekt nicht bei den medial-frontalen oder den temporalen Dysfunktionen zeigte. Offensichtlich verursacht Methylphenidat regionenspezifische Effekte und aktiviert zentrale Netzwerkverbindungen (insbesondere in den striatofrontalen Bereichen).

Die Wirkung auf das Arbeitsgedächtnis nach der Einnahme von Stimulanzien belegten auch Wong und Stevens (2012) in einer placebokontrollierten Studie an Jugendlichen zwischen 11 und 17 Jahren. Bei Einnahme von Stimulanzien wiesen die Jugendlichen verbesserte Leistungen beim Kodieren, bei der Aktivhaltung oder beim Erinnern der Sternbergaufgabe auf; dieser Befund wurde mit dem fMRT erzielt. Die Forscher identifizierten hämodynamische Reaktionen in sechs frontoparietalen Netzwerken (Netzwerkskomponenten), wenn die Jugendlichen Stimulanzien eingenommen hatten; drei dieser Netzwerke wiesen eine erhöhte Aktivierung auf. Eine Analyse der funktionellen Konnektivität zeigte, dass die Medikation auch weitere

Hirnnetzwerke, die nach der Placeboeinnahme nicht aktiv waren, positiv beeinflusste. Diese Ergebnisse zeigen, dass Stimulanzien auf die funktionellen Verbindungen der frontoparietalen Netzwerke positiv einwirken; hierbei handelt es sich um Hirnregionen, die eng mit dem Arbeitsgedächtnis verknüpft sind.

Peterson und Kollegen (2009) haben dargestellt, dass Stimulanzien bei Jugendlichen mit ADHS die abschweifenden Gedanken in den Griff bekommen. Die fMRT-Scans belegten, dass die Einnahme von Stimulanzien exzessive Ruhemodus-Aktivität im ventral-anterioren und im posterioren Gyrus cinguli unterdrückten, also Schaltkreise, die mit abschweifenden Gedanken in Beziehung stehen, die bei der Bearbeitung von Aufgaben auftreten.

Tomasi et al. (2011) demonstrierten, dass Methylphenidat sich in zweifacher Weise auf die Hirnaktivität bei der Bewältigung einer Aufgabe auswirkt. Es tritt eine Deaktivierung in der Insula und im posterioren Gyrus cinguli während der Ruhemodus-Aktivität (Ergebnis einer geringeren Ablenkbarkeit) ein. Tomasi et al. (2011) präsentierten auch eine Aktivierung des dorsalen Aufmerksamkeitsnetzwerks, inklusive des parietalen und präfrontalen Kortex (Ergebnis der verbesserten Leistung bei visuellen Aufmerksamkeits- und Arbeitsgedächtnisaufgaben). Diese beiden Veränderungen fanden statt, als den Patienten eine Methylphenidatdosis von 20 mg gegeben wurde; eine Kontrollgruppe, die kein Methylphenidat bekam, erzielte solche Ergebnisse nicht.

Es gibt einige Hinweise darauf, dass Stimulanzien nicht nur die Funktionalität der Hirnkomponenten verbessern, sondern auch die der Hirnstrukturen an sich. Mithilfe von fMRT präsentierten Sobel et al. (2010) Anzeichen darauf, dass Stimulanzien strukturelle Anomalitäten normalisierten, insbesondere große nach innen gehende Deformierungen an der Oberfläche der Basalganglien im limbischen System; dieser Bereich ist wichtig für assoziatives Lernen. Diese Befunde korrelierten mit der Schwere der ADHS-Symptomatik. Die Stimulanzieneinnahme veränderte zudem die physische Struktur und die Oberfläche dieser Regionen.

Wie sich Stimulanzien auf die Motivation auswirken wurde von Volkow und Kollegen (2004) untersucht. Die Forscher verwendeten PET-Scans, um zu zeigen, dass Methylphenidat die Menge des in der Synapse freigesetzten Dopamins erhöhen kann; damit erhöhte sich die Motivation der Teilnehmer, an langweiligen Aufgaben weiterzuarbeiten. Die Scans belegten auch, dass Methylphenidat das Dopamin im Corpus striatum während einer uninteressanten Matheaufgabe erhöhte. Während dort das Dopamin zunahm, berichteten die Teilnehmer davon, dass sie sich stärker für die Aufgabe interessierten.

In einer folgenden Studie verwendeten Volkow et al. (2012) PET-Scans, um die direkte Verbindung zwischen methylphenidatinduzierten Veränderungen von Hirnregionen und lang anhaltenden Verbesserungen der Unaufmerksamkeits- und Hyperaktivitätssymptomatik bei Erwachsenen mit ADHS darzulegen. Zu Beginn demonstrierten sie, dass eine Behandlung mit Methylphenidat die Dopaminsignale in den Belohnungs-/Motivationsregionen des Hirns (ventraler Corpus striatum) erheblich verstärkten. Die Forscher setzten die Behandlung die nächsten zwölf Monate fort und prüften die Effekte mit PET-Scans und einer Einschätzskala. Die Ergebnisse zeigten nicht nur, dass die Medikation die ADHS-Symptomatik verbessert hatten, sondern die Follow-up-Scans belegten auch, dass Methylphenidat zu einer erhöhten Dopaminfreisetzung im ventralen Corpus striatum, im präfrontalen und temporalen Kortex führte. Es traten deutliche Verbesserungen im Bereich der Hyperaktivität/Impulsivität und Aufmerksamkeit bei Erwachsenen mit ADHS auf.

Insgesamt belegen Bildgebungsstudien, dass Stimulanzien Dysfunktionen reduzieren und (in manchen Fällen) die Funktionalität in der Infrastruktur der exekutiven Funktionen normalisieren. In kontrollierten Studien wiesen diese Methoden darauf hin, dass Stimulanzien die funktionale Konnektivität verbessern und die Aktivität in den Aktivierungs- und Motivationsnetzwerken erhöhen. Zudem können Stimulanzien die Fähigkeit, Ablenkung bei störenden Reizen zu unterdrücken, verbessern. Stimulanzien aktivieren außerdem weitere Hirnregionen für bestimmte Aufgaben. Hinzu kommt noch, dass die Einnahme von Stimulanzien abschweifende Gedanken während der Ruhemodusaktivität reduzieren, das visuelle Aufmerksamkeits- und Arbeitsgedächtnis verbessern und die Motivation bei langweiligen Aufgaben steigern kann.

Experimentelle Studien

Bei diesen Studien wird die Leistung von Menschen mit einer ADHS bei bestimmten Aufgaben im Placebo-Medikamenten-Vergleich untersucht oder die Ergebnisse einer medikamentösen Behandlung werden mit einer Kontrollgruppe verglichen.

Abikoff und Gittelman (1985) veröffentlichten eine kontrollierte Beobachtungsstudie, um das Verhalten von Kindern mit ADHS im Klassenzimmer zu untersuchen. So wurden Kinder mit und ohne ADHS in ihrem Verhalten verglichen. Vor der Medikamenteneinnahme zeigten nur 45% der ADHS-Kinder ein unauffälliges Verhalten im Klassenzimmer. Nach einer achtwöchigen Stimulanzienbehandlung wurden 80% der Kinder mit ADHS in ihrem Verhalten als unauffällig eingeschätzt.

Über die Effekte einer medikamentösen Behandlung auf die Bearbeitung von kognitiven Aufgaben berichteten eine Reihe von Wissenschaftlern. Carlson et al. (1991) belegten bei Jungs mit ADHS, wie sich Methylphenidat auf die Qualität der Bearbeitung arithmetischer Probleme auswirkte. Im Vergleich zu einer Placebobehandlung wurden die Anforderungen schneller und genauer erledigt. Mussten zwei Aufgaben gleichzeitig bearbeitet werden, dann verbesserte sich nur noch die Genauigkeit bei der Aufgabenbearbeitung. Milich und Kollegen (1991) zeigten, dass Methylphenidat die Bereitschaft und die Fähigkeit von Jungs mit ADHS verbessern, auch bei unlösbaren Problemen nicht aufzugeben.

In einer Crossover-Studie an Kindern mit ADHS fanden Bedard und Kollegen (2004), dass Methylphenidat das visuo-räumliche Gedächtnis von Kindern mit ADHS verbesserte. Schon 2003 veröffentlichte die Autorengruppe um Bedard eine Studie, dass sich Kinder mit ADHS nach der Einnahme von Methylphenidat bei der selektiven Hemmung und Ausführung einer modifizierten Stop-Signal-Aufgabe verbesserten. Die Kinder konnten sich bei der Bearbeitung der Aufgabe besser steuern und lösten die Aufgabe effektiver.

Chelonis et al. (2011) verglichen die Leistungen von ADHS-Kindern zu einem Zeitpunkt, zu dem sie keine Medikamente einnahmen, und zu einem, wo sie es taten. Die Ergebnisse zeigten, dass Methylphenidat die Motivation zur Bearbeitung verschiedener Aufgaben stärkte.

Insgesamt belegen experimentelle Studien, dass eine Behandlung mit Stimulanzien das Verhalten von Kindern mit ADHS im Klassenzimmer verbessern kann und dass sie die Verarbeitungsgeschwindigkeit bei bestimmten kognitiven Aufgaben verbessern kann. In der Regel fällt auch die Geschwindigkeit bei der Beurteilung kognitiver Aufgaben besser aus. Zudem wird die Ausdauer (auch bei Misserfolg) im Rahmen einer Aufgabe erhöht. Positive Effekte werden auch im Hinblick auf das Arbeitsgedächtnis berichtet, und die Motivation wird da gesteigert.

Es wurde häufig darüber diskutiert, ob die Behandlung mit Stimulanzien bei Menschen mit dem vorwiegend unaufmerksamen Typ der ADHS ebenso effektiv ist wie bei Menschen mit dem kombinierten Typ. Solanto et al. (2009) veröffentlichten eine Crossover-Studie an Kindern, die entweder eine ADHS mit dem kombinierten oder dem vorwiegend unaufmerksamen Typ aufwiesen. Jedes Kind erhielt eine Placebobehandlung und drei verschiedene Dosierungen eines kurz wirkenden Methylphenidats; jede dieser vier Behandlungen wurde evaluiert. Die Ergebnisse wiesen darauf hin, dass beide ADHS-Typen gleich gut auf die Methylphenidat-Behandlung ansprachen, wobei die Wirkung linear mit der Steigerung der Dosis zunahm.

Klinische Versuche einer medikamentösen Behandlung von ADHS

Faraone und Buitelaar (2010) analysierten 23 doppelblinde, placebokontrollierte Studien zur Stimulanzienbehandlung bei Kindern und Jugendlichen mit ADHS. Diese Analyse erbrachte Kennwerte für die ADHS-Symptomatik insgesamt, die Aufmerksamkeitsprobleme und den Bereich der Hyperaktivität-Impulsivität. Die Analyse zeigte positive Effekte für Methylphenidat und Amphetamine. Die Ergebnisse der

Amphetamin-Behandlungen fallen insgesamt etwas stärker aus als die der Methylphenidat-Behandlungen.

Newcorn und Kollegen (2008) führten eine placebokontrollierte Studie durch, um zwei unterschiedliche medikamentöse Behandlungen zu vergleichen. Kinder zwischen 6 und 16 Jahren wurden randomisiert einer Gruppe mit Atomoxetin (nicht stimulierendes noradrenergenes Medikament; n = 220), einer mit osmotisch freigesetztem Methylphenidat (n=220) oder einer mit einem Placebo (n = 74) zugeteilt. Nach sechs Wochen bekam die Atomoxetin-Gruppe das osmotisch freigesetzte Methylphenidat und die Methylphenidat-Gruppe Atomoxetin.

Die Gruppen mit Atomoxetin (45 %) und Methylphenidat (56 %) sprachen deutlich besser auf ihre Behandlung an als die Gruppe, die ein Placebo erhielt (24 %). Jede Behandlung wurde gut angenommen; die Gruppen, die medikamentös behandelt wurden, hatten nicht mehr Aussteiger als die Placebogruppe. Von den 70 Kindern, die nicht auf das Methylphenidat ansprachen, meldeten 43 % eine positive Wirkung auf Atomoxetin; im umgekehrten Fall meldeten 42 % der 69 Kinder, die nicht auf das Atomoxetin ansprachen, eine positive Wirkung auf Methylphenidat. Die Studie belegt eindeutig, dass manche Kinder besser auf eine nicht stimulierende Medikation ansprechen, während andere mit osmotisch freigesetztem Methylphenidat eine bessere Wirkung erzielen.

Studien zu medikamentösen Behandlungen bei Erwachsenen mit ADHS analysierten Faraone und Glatt (2010). Diese Analyse enthielt 18 Studien, und die durchschnittliche Effektstärke der lang wirkenden Stimulanzien lag bei 0,73. Bei kurz wirkenden Stimulanzien lag die durchschnittliche Effektstärke bei 0,96, die aufgrund der großen Heterogenität der Effektstärken auf 0,86 korrigiert werden musste. Die durchschnittliche Effektstärke der nicht stimulierenden Medikamente (Atomoxetin) lag bei 0,39.

Diese Ergebnisse ähneln denen von Faraone, Biederman und Spencer (2006c) zur Medikamentenwirksamkeit bei Jugendlichen mit ADHS. Auch dort waren die Effekte der Nichtstimulanzien bemerkenswert niedriger als die des Methylphenidats oder der Amphetamine, die sich untereinander nicht groß unterschieden. Dabei soll aber betont werden, dass manche Menschen wesentlich besser auf Nichtstimulanzien (z. B. Atomoxetin) als auf Stimulanzien reagieren. In manchen Fällen besitzen Stimulanzien Nebenwirkungen, und noradrenergene Substanzen passen besser zu einem Patienten.

Die berichteten Medikamentenstudien basieren auf den bisherigen psychiatrischen Klassifikationssystemen. Keine dieser Studien bezieht sich auf die Kriterien, die der in diesem Buch beschriebenen neuen Sichtweise der ADHS entsprechen. Um die Wirksamkeit der medikamentösen Behandlung im Kontext der neuen Sichtweise zu ermitteln, müssen zur Evaluation Einschätzskalen verwendet werden, die die in diesem Buch diskutierten zusätzlichen Symptome abdecken. Eine Studie von Brown et al. (2011a), die bereits in Kapitel 2 beschrieben wurde, befand, dass die Überlappung der Kriterien beider Sichtweisen gerade einmal bei 20 % lag. Dieses Ergebnis unterstreicht die Forderung, die Effekte einer Behandlung sowohl nach den diagnostischen DSM-Kriterien als auch den Einschätzskalen der modernen Sichtweise der ADHS zu untersuchen.

Brown und Kollegen veröffentlichten zwei große Studien zur Wirkung der medikamentösen ADHS-Behandlungen auf der Basis eines breiten Spektrums an exekutiven Dysfunktionen bei Erwachsenen, die mit der Brown ADD Scale eingeschätzt wurden. Diese doppelblinde, placebokontrollierte Studie untersuchte die Effekte von Atomoxetin auf die exekutiven Dysfunktionen von 501 Erwachsenen mit ADHS (Brown et al., 2011b). Die Brown ADD Scale for Adults wurde zu Studienbeginn und sechs Monate später bei einer Placebo- oder Atomoxetin-Gruppe eingesetzt. Nach sechs Monaten verbesserte sich die Atomoxetin-Gruppe – im Vergleich zur Placebogruppe – auf allen fünf Clustern der Brown ADD Scale for Adults deutlich.

Die zweite Studie untersuchte die Wirkung von Atomoxetin auf die exekutiven Dysfunktionen von Kindern mit ADHS. Die Brown ADD Scale for Children wurde vor dem Beginn und zum Ende der Behandlung eingesetzt. Durch die Atomoxetin-Behandlung verbesserten sich die Exekutivfunktionen (Brown et al., 2005a).

Die Brown ADD Scale for Adults wurde auch in einer offenen Studie zur Testung der Effektivität von Lisdexamfetamin bei 142 Erwachsenen mit ADHS eingesetzt; die Behandlung erstreckte sich auf einen Zeitraum von vier Wochen (Brown, Brams, Gao, Gasios & Childress, 2010). In allen fünf Clustern der Brown ADD Scale for Adults zeigten sich Verbesserungen. Dieselbe Skala wurde auch in einer Studie mit Erwachsenen mit ADHS verwendet, um Effekte gemischter Amphetaminsalze auf die Exekutivfunktionen zu untersuchen. In beiden Studien verbesserten sich Patienten auf der Brown-Einschätzskala im Gegensatz zur Placebogruppe.

Insgesamt weisen diese Ergebnisse darauf hin, dass die bisher erfolgreichen ADHS-Medikamente auch zur Behandlung des breiteren Spektrums der ADHS-bezogenen exekutiven Dysfunktionen der neuen Sichtweise sehr gut geeignet sind.

Stimulanzien für Kinder, Jugendliche und Erwachsene mit ADHS

Manche Kinder weisen schon im Vorschulalter eine ADHS auf. Kinder in solch frühem Alter entwickeln häufig ernsthafte Verhaltensprobleme (z. B. Tobsuchtsanfälle, körperliche Aggression) oder impulsives Verhalten, das zu ernsten Verletzungen (z. B. im Straßenverkehr) führen kann; sie erkennen Gefahren nicht oder zu spät, und Unfälle im häuslichen Bereich sind nicht selten (z. B. durch Einführen von Besteck in Steckdosen).

2011 veröffentlichte die American Academy of Pediatrics neue Richtlinien zur Behandlung von Kindern und Jugendlichen mit ADHS. Diese Richtlinien empfahlen, dass Kinder mit ADHS im Vorschulalter (vier bis fünf Jahre) zunächst mit einer Verhaltenstherapie behandelt werden sollten. Zudem sollte auch auf andere Entwicklungsstörungen, wie etwa Sprachentwicklung, geachtet werden. Erst wenn eine Verhaltenstherapie keine Erfolge zeigt und die ADHS-Problematik in moderater oder ernster Form mindestens neun Monate weiter bestehen bleibt, empfehlen die Richtlinien eine umsichtige Behandlung mit Medikamenten wie etwa Dextroamphetaminen oder mit Methylphenidat (American Academy of Pediatrics, 2011).

Um die Wirkung von Stimulanzien bei sehr jungen Kindern zu ermitteln, wurde die Preschool ADHD Treatment Study, eine Studie einer Behandlung mit Stimulanzien an 532 Vorschulkindern zwischen drei bis fünfeinhalb Jahren, vom National Institute of Mental Health finanziert. Die von Greenhill et al. (2006) und Kollins et al. (2006) veröffentlichten Ergebnisse belegten, dass 85 % der Kinder im Vorschulalter, die eine moderate bis ernste ADHS-Diagnose hatten, durch eine medikamentöse Therapie deutliche Erfolge aufwiesen. Die Details dieser ADHS-Behandlung wurden von Posner, Pressman und Greenhill (2009) berichtet. Die Nebenwirkungen durch eine solche Behandlung waren gering.

Medikamentöse Langzeiteffekte im Hinblick auf schulische Fähigkeiten

Vieles spricht auch bei jungen Kindern mit ADHS dafür, diese medikamentös zu behandeln. Das Risiko von Nebenwirkungen ist gering, und eine nicht behandelte ADHS verursacht ernsthafte und lang anhaltende Folgen. Massetti et al. (2008) begleiteten 125 Kinder mit ADHS zwischen vier und sechs Jahren und verglichen sie mit einer Stichprobe von 130 unauffälligen Kindern. Im Zeitraum von acht Jahren wurde der Schulerfolg der Kinder siebenmal erhoben. Kinder mit dem vorwiegend unaufmerksamen ADHS-Subtyp zeigten mit sechs Jahren deutlich schwächere Lese-, Rechtschreib- und Mathematiknoten als die unauffälligen Kinder; diese Ergebnisse waren unabhängig von der Intelligenz der Kinder. Interessanterweise hatten Kinder mit dem kombinierten ADHS-Subtyp zwischen dem vierten und sechsten Lebensjahr nicht so schlechte Ergebnisse vorzuweisen.

In einer Längsschnittstudie von Barbaresi et al. (2007a, 2007b) an 370 Kindern mit ADHS, die von der Geburt bis zum 18. Lebensjahr begleitet wurden, ergaben sich keine statistisch signifikanten Unterschiede zwischen den Subtypen der ADHS und den Geschlechtern. Diese Ergebnisse bezogen sich auf den Schweregrad der Störung und den Verlauf der schulischen Leistungen (z. B. mit einem standardisierten Lesetest erhoben). Die Autoren fanden heraus, dass Kinder mit ADHS (im Vergleich zu den unauffälligen Kindern) deutlich schlechtere Lesefähigkeiten aufwiesen, öfters im Unterricht fehlten, häufiger eine Klasse wiederholten und häufiger die Schule abbrachen. Kinder mit ADHS, die zusätzlich noch eine Lernstörung und/oder eine komorbide psychische Störung aufwiesen, hatten schlechte Schulnoten und eine dreimal so hohe Wahrscheinlichkeit, die Schule noch vor dem Abitur abzubrechen.

Mit Stimulanzien behandelte Kinder zeigten ein besseres Leseverständnis, blieben nicht so oft sitzen und blieben weniger häufig dem Unterricht fern als Kinder mit ADHS, die keine solche Behandlung erhielten.

Die Barbaresi-Studie (Barbaresi et al., 2007b) untersuchte auch die Dosierung der Stimulanzien und zeigte positive Korrelationen zum Lesetest; Schüler mit ADHS, die höhere Dosierungen erhielten, erzielten bessere Lesefähigkeiten. Die Autoren belegten auch, dass Schüler mit ADHS eher die Schule abbrachen, wenn ihre Mütter keine gute Schulbildung hatten. Die Abbruchsrate unter Schülern mit ADHS, deren Mütter kein Abitur hatten, lag bei 59,1 %; diese Rate betrug 31,7 %, wenn die Mutter die Schule mit einem Abitur abgeschlossen hatte, und fiel sogar auf 12,6 %, wenn die Mutter ein Hochschulstudium erfolgreich beendet, bzw. 13,5 %, wenn sie diese Hochschulausbildung abgebrochen hatte. Die Kinder mit ADHS, die zusätzlich eine komorbide Lern- oder psychische Störung hatten, brachen wahrscheinlicher die Schule ab als die Schüler mit ADHS, die keine komorbide Störung aufweisen (25,4 % vs. 11,3 %). Auch wenn eine medikamentöse Behandlung die schulischen Leistungen von Kindern mit ADHS deutlich verbessern kann, bestehen weitere Faktoren, die den Behandlungserfolg ausmachen.

Die Chancen, mit Stimulanzien die Schulleistungen zu verbessern, wurden auch von Powers et al. (2008) untersucht. Die Autoren verglichen Kinder mit ADHS zwischen sieben und elf Jahren, die mindestens ein Jahr lang mit Stimulanzien behandelt wurden, mit einer Gruppe von ADHS-Kindern im selben Alter, die keine solche Behandlung ein Jahr lang erhalten hatten, und unauffälligen Kindern. Die Ergebnisse zeigten, dass die mindestens ein Jahr lang behandelten Kinder bessere Leistungen im Lesen, in Mathematik und im Schreiben bei Schulleistungstests erzielten. Diese Schüler erzielten im Durchschnitt auch bessere Noten in der Oberstufe. Dennoch erzielten auch diese Kinder schlechtere Ergebnisse als unauffällige Kinder. Die Autoren merkten jedoch an, dass die medikamentöse Behandlung nicht das schulische Leistungsvermögen selbst verbessert; eine stabile Verbesserung der Schulleistung hängt wahrscheinlich von mehreren Faktoren ab.

Eine weitere Studie belegte, dass ein früher Beginn einer medikamentösen Behandlung bei Kindern mit ADHS Schulprobleme reduzieren kann. Zoega et al. (2012) zeigten, dass Kinder mit ADHS, die eine medikamentöse Behandlung bereits in der vierten Klasse erhielten, bessere Schulleistungen in der siebten Klasse erzielten als die Kinder mit ADHS, die eine solche Behandlung erst über ein Jahr nach der vierten Klasse begonnen hatten. Die Ergebnisse zeigten, dass ein später Beginn der Stimulanzienbehandlung bei Jungs und Mädchen zu deutlich schlechteren Mathematikleistungen führte. Jungs, die eine solche Behandlung bereits früher erhielten, erzielten in der siebten Klasse auch bessere Leistungen im sprachlichen Bereich.

Dauer der Einnahme von ADHS-Medikamenten

Medikamentöse Behandlungen der ADHS heilen die Störung nicht so, wie ein Antibiotikum einen Infekt heilt. Bei den meisten Patienten mit ADHS wird durch eine medikamentöse Behandlung lediglich die Anzahl an Symptomen verringert, aber nicht die zugrunde liegenden Ursachen der Störung beseitigt. Dies ist mit einer Brille oder Kontaktlinsen vergleichbar, die die Sicht verbessern, aber nicht das ursprüngliche Sehproblem beheben. Und wie Brillen die Sicht nur verbessern, wenn sie getragen werden, bringen ADHS-Medikamente keine Verbesserung der Symptomatik mit sich, wenn sie nicht eingenommen werden. Sobald die Effekte der Medikamente im Hirn abgeklungen sind (üblicherweise in einem Zeitraum von vier bis zwölf Stunden, je nach Medikament), lassen auch die positiven Effekte der Behandlung schnell nach. Obwohl Menschen mit ADHS dieses Wirkungsprinzip bewusst ist, ist die Compliance im Rahmen einer medikamentösen Therapie nicht sehr hoch.

Palli und Kollegen (2012) veröffentlichten eine retrospektive Studie über die Verordnung von ADHS-Medikamenten bei 46135 Kindern zwischen 6 und 19 Jahren über einen Zeitraum von einem Jahr in vier unterschiedlichen Bundesstaaten der USA. Sie kategorisierten die Verordnungen in kurz wirkende Stimulanzien (halten vier bis sechs Stunden), mittellang wirkende Stimulanzien (halten sechs bis acht Stunden) und lang wirkende Stimulanzien (halten zehn bis 14 Stunden). Die Ergebnisse wiesen darauf hin, dass die durchschnittliche Einnahmedauer der Medikamente 79,96 Tage bei kurz wirkenden, 76,59 Tage bei mittellang wirkenden und 104,96 Tage bei lang wirkenden Stimulanzien betrug. Höchstwahrscheinlich bewirkte die Einmal-pro-Tag-Einnahme der lang wirkenden Mittel die längere durchschnittliche Einnahme; aber selbst diese Patienten waren weniger als vier Monate compliant. Patienten, die gleichzeitig eine weitere psychopharmakologische Behandlung durchführten, waren complianter. Die Daten, die dieser Studie zugrunde gelegt wurden, beziehen sich auf die Verschreibung von Medikamenten, das heißt, sie sagen noch nichts darüber aus, ob die Medikamente auch wirklich eingenommen wurden. Obwohl viele Patienten frühzeitig ihre Medikamente absetzen, gibt es auch viele, die es vergessen, sich Nachschub zu besorgen, oder die eine kurzfristige Pause einlegen (z.B. über die schulfreien Sommerferien). Diese Studien spiegeln solches Verhalten nicht wirklich wider.

Es gab einige Faktoren, die die Zeitdauer einer kontinuierlichen Einnahme von ADHS-Medikamenten verlängerten. In Fällen, wo die Stimulanzien gemeinsam mit Atomoxetin oder anderen Psychopharmaka, wie etwa Antidepressiva oder stimmungsstabilisierenden Mitteln, verabreicht wurden, steigerte sich die Compliance-Rate von 15 % auf 50 %. Die Autoren der Studie schlussfolgern, dass eine kombinierte Pharmakotherapie die Motivation zu einer gewissenhaften Einnahme erhöht. Möglicherweise verringerte eine kombinierte Pharmakotherapie auch die Nebeneffekte von Stimulanzien (z. B. Reizbarkeit, Schlaflosigkeit oder Ängste), insbesondere, wenn es bei Stimulanzien zu einem Rebound kommt.

Es gibt viele Erklärungen dafür, warum ein Patient nicht compliant ist. Er und/oder seine Familie erleben die Behandlung als nicht erfolgreich. Dies geschieht oft, wenn ein Kind mit einem Medikament behandelt wird, das nur dann wirkt, wenn das Kind in der Schule ist. In einem solchen Fall bemerken vielleicht die Lehrkräfte des Kindes das angemessene Verhalten, während die Eltern wiederum keine deutlichen Veränderungen wahrnehmen, insbesondere wenn das Kind nachmittags oder abends seine Hausaufgaben machen muss. Selbst bei sogenannten Einmal-pro-Tag-Medikamenten (Retard-Präparate) halten die Wirkungen manchmal nicht bis zum Nachmittag an. Dieser Wirkungsabfall am Nachmittag kann ebenfalls zu einem Rebound führen, wenn das Kind in Form von übermäßiger Erschöpfung oder Reizbarkeit negative Folgen der Medikamente erlebt. Obwohl ein solcher Rebound durch die Einnahme einer kurz wirkenden Dosis desselben Medikamentes sofort gemindert werden kann, erkennen manche Kliniker dieses Problem nicht, wenn es auftritt, und kümmern sich deshalb nicht darum.

Eine unzureichende medikamentöse Compliance kann auch aus minimalen Nebeneffekten (z. B. reduzierter Appetit, Schwierigkeiten beim Einschlafen) resultieren; auch Gefühle der Reizbarkeit und Rastlosigkeit können solche Nebeneffekte sein. Oft können diese durch eine verbesserte Dosierung und/oder einen optimalen Einnahmezeitpunkt oder durch einen Medikamentenwechsel behoben werden. Dennoch muss der Kliniker, um solche Probleme zu erkennen, den Patienten dazu ermuntern, solche Probleme mitzuteilen, sodass diese behandelt werden können.

Einen weiteren Grund für eine unzureichende Compliance können übermäßige Ängste des Patienten oder seiner Eltern darstellen, die sich darauf beziehen, dass Nebeneffekte nach einer längeren Einnahme der Medikamente auftreten könnten. Durch Studien, wie der nächste Abschnitt dieses Kapitels zeigen wird, lässt sich nur ein minimales Risiko solcher Nebeneffekte identifizieren. In anderen Fällen wird die Behandlung aufgrund eines Konflikts zwischen dem Jugendlichen und den Eltern eingestellt, in dem die mangelnde Compliance einen Versuch des Jugendlichen darstellt, Unabhängigkeit von den eigenen Eltern zu gewinnen. Manchmal gibt es auch einen grundlegenden Streit zwischen den Elternteilen, ob ihr Kind solche Medikamente überhaupt einnehmen sollte. Gerade bei geschiedenen Eltern ist es nicht ungewöhnlich, dass solche Fragen dazu benutzt werden, Konflikte zwischen den beiden Elternteilen auszutragen. Bei Ängsten bezüglich möglicher Nebenwirkungen oder bei Konflikten zwischen den Familienmitgliedern kann der Kliniker Gespräche mit dem Patienten und/oder seiner Familie führen, um zu versuchen, die realistischen von den irrationalen Ängsten zu trennen und allen beteiligten Personen ein Verständnis der möglichen Risiken einer unbehandelten oder unzureichend behandelten ADHS zu vermitteln.

Bei Erwachsenen, die Stimulanzien nehmen, scheint die medikamentöse Compliance höher zu liegen, zumindest laut Caisley und Müller (2012), die von durchschnittlichen Compliance-Raten von 52% bis 87% berichten. Sie merkten an, dass lang wirkende Stimulanzien gewissenhafter eingenommen wurden als kurzzeitig wirkende Mittel, die zwei- bis dreimal am Tag eingenommen werden müssen. Dies liegt vielleicht an der Vergesslichkeit vieler Erwachsener mit ADHS. Dasselbe Review bemerkte zudem, dass viele Erwachsene ihre Medikamente dann einnahmen, wenn sie das Gefühl hatten, sie könnten sie brauchen, und davon absahen, wenn sie sich dazu in der Lage fühlten, eine Aufgabe auch ohne Medikamente zu bewältigen.

Viele der Sorgen und Bedenken, die manche Eltern dazu bringen, ihre Kinder nur zögerlich weiter mit den verschriebenen Medikamenten behandeln zu lassen, treffen allerdings auch auf Erwachsene zu, selbst wenn sie sich anfänglich aktiv um eine medikamentöse Behandlung bemüht hatten.

Hinweise zur Sicherheit der ADHS-Medikamente

Jeder Elternteil, der die Möglichkeit einer medikamentösen ADHS-Behandlung seines Sohnes/seiner Tochter in Betracht zieht, und jeder Erwachsene, der sich für oder gegen eine medikamentöse ADHS-Behandlung entscheidet, hat Fragen zu möglichen Nebenwirkungen. Für den Kliniker ist es wichtig, diese Fragen ehrlich zu beantworten und sie nicht mit einer pauschalen Versicherung abzutun, dass von diesen Medikamenten überhaupt keine Nebenwirkungen auftreten werden.

Prinzipiell sind unerwünschte Nebenwirkungen bei Medikamenten niemals auszuschließen. Selbst weitverbreitete Medikationen, wie etwa Antibiotika im Falle eines Infekts oder Schmerzmittel im Falle von Fieber und Kopfschmerzen, können zu ernsten, potenziell tödlichen Nebenwirkungen führen. Solche Reaktionen sind extrem selten und treten eigentlich nur bei Menschen auf, deren Gesundheit ernsthaft beschädigt ist, aber sie treten dennoch ab und an auf.

Die aktiven Bestandteile der meisten Medikamente, die aktuell zugelassen sind, werden seit Jahrzehnten zur Behandlung von ADHS verwendet. Amphetamine sind seit den 1930er-Jahren erhältlich, und Methylphenidat wurde in den 1950er-Jahren eingeführt. Die ersten Berichte der positiven Effekte von Amphetaminen auf das Lernverhalten von Kindern kamen von Bradley (1937), der diese Vorzüge zufälligerweise bei emotional auffälligen und verhaltensgestörten Kindern entdeckte. Diese Medikamente wurden zunächst von vielen Erwachsenen zur Depressionsbehandlung verwendet und zur Gewichtsreduktion. Sie wurden offiziell amerikanischen, britischen, deutschen und japanischen Soldaten, Marinesoldaten und Piloten ausgeteilt (selbst heute noch manchen Piloten der US Air Force) um zu bewirken, dass sie während langer Flüge wach bleiben. Iversen (2008) verfasste eine Entwicklungsgeschichte der Amphetamine und ähnlicher Drogen und beschrieb dabei die legalen und illegalen Einsatzmöglichkeiten.

Methylphenidat und Amphetamine werden in den USA und vielen anderen Ländern auf der Basis des Betäubungsmittelgesetzes kontrolliert. Dies wird dadurch begründet, dass durch Missbrauch (z.B. eine übermäßige Dosierung) dieser Medikamente ein Suchtverhalten entsteht. In den 1940er-Jahren gab es eine Reihe an Berichten über den Missbrauch von Stimulanzien zur Gewichtsreduktion.

Die üblichen Nebenwirkungen von Stimulanzien sind weder nachhaltig noch gefährlich. So ist es nicht außergewöhnlich, dass Patienten nach anfänglicher Einnahme Probleme wie Kopfschmerzen, Magenbeschwerden, Appetitminderung oder gelegentliche Einschlafschwierigkeiten erleben (Aagaard & Hansen, 2011). Normalerweise sind diese Reaktionen nicht schwerwiegend und eher vorübergehend; sie lassen sich mit der Anpassung von Dosierung und/oder Einnahme-Zeitpunkt regulieren. Manche Nebenwirkungen treten möglicherweise auf, weil der Patient eine zu hohe Dosis verabreicht bekam.

Bei der Verschreibung von Stimulanzien ist weniger das Gewicht des Patienten entscheidend, sondern wie sensibel ein Körper auf die Medikamente reagiert. Die meisten der sehr jungen Kinder reagieren schon auf kleine Dosierungen, aber viele Kinder desselben Alters, derselben Größe und Störungsausprägung reagieren erst bei viel höheren Dosen, solchen, die auch bei Erwachsenen verschrieben werden. Unter Erwachsenen mit ADHS nehmen die meisten recht substanzielle Dosierungen der Stimulanzien ein, aber manche mit ähnlicher Körpermasse und Symptomausprägung reagieren schon auf Dosierungen, die üblicherweise einem Vorschüler verschrieben werden. Es ist angemessen, mit niedrigen Dosierungen zu beginnen und diese dann nach und nach zu erhöhen. Es dauert einige Tage oder Wochen, bis eine effektive Dosierung gefunden ist oder ernsthafte Nebenwirkungen auftreten werden.

In den letzten Jahren haben einige Studien versucht, die Risiken von ernsthaften Nebenwirkungen zu ermitteln. Eine Sorge bezieht sich auf mögliche kardiovaskuläre Nebenwirkungen. Vitiello und Kollegen (2012) veröffentlichten ein Follow-up über zehn Jahre mit 579 Kindern (Multimodal Treatment Study of Children with ADHD;

MTA). Diese Kinder mit einem kombinierten ADHS-Typ wurden randomisiert Behandlungsgruppen zugeteilt; manche bekamen ADHS-Medikamente und andere nur eine Verhaltenstherapie. Nachdem diese Kinder zehn Jahre lang begleitet worden waren, berichteten die Autoren, dass keine Hinweise auf ein erhöhtes Risiko (z.B. für eine Hypertonie) nach einer intensiven Dauertherapie mit Stimulanzien nach zehn Jahren gefunden wurden. Bei Studienbeginn waren die Kinder zwischen sieben und neun Jahre alt. Die Kinder, die Stimulanzien einnahmen, zeigten jedoch eine erhöhte Herzschlagfrequenz. Dieser erhöhte Herzschlag könnte bei den Patienten zukünftig zu Herzproblemen führen.

Schelleman et al. (2011) veröffentlichten eine groß angelegte Studie, die mit ADHS-Medikamenten (Methylphenidat, Amphetamine oder Atomoxetin) behandelte und unbehandelte Kinder zwischen 3 und 17 Jahren verglich. Die Autoren untersuchten die Inzidenz von kardiovaskulären Ereignissen (plötzlicher Tod oder ventrikulare Arrhythmie, Schlaganfall, Herzinfarkt) und entdeckten, dass die Rate dieser kardiovaskulären Probleme bei Kindern, die ein ADHS-Medikament einnahmen, sehr niedrig war und nicht höher als bei den Kindern, die niemals irgendwelche ADHS-Medikamenten einnahmen.

Eine Studie zu kardiovaskulären Risiken, die möglicherweise mit Stimulanzien zusammenhängen, wurde auch von Olfson et al. (2012) vorgelegt. Die Autoren prüften Krankenkassendaten von über 89000 jungen Menschen zwischen 6 und 12 Jahren, die mit Stimulanzien behandelt wurden, und verglichen sie mit über 82000 Patienten derselben Altersgruppe, die niemals Stimulanzien eingenommen hatten. Es wurden keine signifikanten Unterschiede im Risiko für kardiovaskuläre Probleme gefunden und ebenso wenig Unterschiede zwischen den Patienten, die Methylphenidat einnahmen, und denen, die Amphetamine bekamen.

Cooper et al. (2011) fanden ebenfalls keine Anzeichen dafür, dass ADHS-Medikamente bei Kindern ein erhöhtes Risiko für kardiovaskuläre Probleme zur Folge haben. Sie untersuchten retrospektiv 1200438 Kinder und junge Erwachsenen zwischen 2 und 24 Jahren. Auch hier wurden keine Anzeichen gefunden, dass ADHS-Medikamente mit einem erhöhten Risiko für ernste kardiovaskuläre Ereignisse verbunden waren.

Habel et al. (2011) veröffentlichten eine Studie mit 443198 Erwachsenen, die entweder ADHS-Medikamente erhielten oder nicht. Die Ergebnisse wiesen darauf hin, dass unter diesen Erwachsenen jungen und mittleren Alters, die ADHS-Medikamente nahmen, kein erhöhtes Risiko für ernste kardiovaskuläre Probleme bestand.

Schelleman et al. (2012) untersuchten eine Kohorte von 43999 Patienten, die mit einer Methylphenidat-Behandlung kürzlich starteten, und verglichen diese mit einer Kontrollgruppe von 175955 Personen, die kein Methylphenidat einnahmen. Auch hier konnte kein erhöhtes Risiko für Schlaganfall oder Herzinfarkt gefunden werden.

Es wurde ein leicht erhöhtes Risiko für einen plötzlichen Tod oder eine ventrikulare Arrhythmie festgestellt; das konnte aber nicht kausal auf die Methylphenidat-Behandlung zurückgeführt werden.

Eine weitere Sorge vieler Eltern besteht darin, ob Stimulanzien das Wachstum, die Größe oder das Gewicht eines Kindes negativ beeinflussen. In der Tat verzögern Stimulanzien manchmal das Wachstum im Kindesalter. In der Regel ist diese Nebenwirkung jedoch sehr gering und für die meisten Patienten klinisch bedeutungslos, außer in manchen Fällen, wo das Kind außergewöhnlich klein für sein Alter ist (Faraone et al., 2008).

Manche Daten weisen auch auf Wachstumsverzögerungen bei ADHS-Kindern hin, die vielleicht eher ein Teil der Störung sind als ein direktes Ergebnis der Behandlung mit Stimulanzien; zum gegenwärtigen Zeitpunkt ist dies nicht hinreichend geklärt. In der Regel halten diese Verzögerungen nicht bis ins späte Jugend- oder ins Erwachsenenalter an. Letztendlich erreichen die meisten Kinder mit ADHS, mit oder ohne Stimulanzienbehandlung, ihre zu erwartende Größe.

Biederman und Kollegen (2010c) legten eine Längsschnittstudie zum Größenwachstum von ADHS-Kindern vor. Sie begleiteten diese Kinder über zehn oder elf Jahre bis ins frühe Erwachsenenalter (das Durchschnittsalter der Teilnehmer betrug zum Zeitpunkt des Follow-ups 22 Jahre). Die Kinder wurden durchschnittlich 7,4 Jahre mit Stimulanzien behandelt (der Behandlungsbeginn lag bei 8,4 Jahren). Die Autoren berichteten, dass es keine Hinweise auf eine Verbindung zwischen einer Behandlung mit Stimulanzien und irgendwelchen Wachstumsdefiziten beim Follow-up gab.

Manche Eltern fragen auch, ob eine Langzeiteinnahme von Methylphenidat oder anderen ADHS-Medikamenten Langzeitschäden (womöglich sogar genetische) verursachen kann. Diese Thematik wurde von Morris et al. (2012) behandelt, die die aktuelle Literatur dazu sichteten. Bei Studien an Tieren und Menschen aus den letzten Jahren fanden die Forscher keine Anzeichen darauf, dass eine Methylphenidat-Behandlung das Risiko genetischer Schäden bei ADHS-Patienten erhöht.

Insgesamt weisen Studien darauf hin, dass die Risiken ernsthafter Nebenwirkungen im Rahmen der verordneten Einnahme der ADHS-Medikamente extrem gering sind. Diese Aussage bezieht sich auf Kinder und Erwachsene, die einen einigermaßen gesunden körperlichen Zustand aufweisen.

Leitlinien zur praktischen Anwendung von Stimulanzien wurden von der American Academy of Child and Adolescent Psychiatry (2002) entwickelt und veröffentlicht. Eine zusammenfassende Auswertung zur angemessenen Anwendung und den Einschränkungen verschiedener medikamentöser Behandlungen der ADHS und komorbider Störungen legten Prince und Wilens (2009) vor.

Psychosoziale Interventionen bei ADHS

Es wurden Elterntrainings entwickelt, damit Eltern effektivere Verstärkungsstrategien im Kontakt mit ihren Kindern einsetzen. Für Lehrkräfte liegen Einschätzskalen vor, mit denen man Verhalten dokumentieren und anschließend mit den Eltern besprechen kann. Eine komplexe psychosoziale Intervention stellen Sommercamps dar, die Elterntrainings, Verhaltensstrategien im Klassenzimmer, Einüben schulischer und sportlicher Fertigkeiten, Training der sozialen Fähigkeiten miteinander kombinieren; in einigen Fällen wird auch eine Stimulanzienbehandlung mit einbezogen.

Nach Antshel und Barkley (2008) sind die folgenden drei Ansätze besonders wirksam:

1. Den Eltern werden Techniken der operanten Konditionierung vermittelt, wie Loben bei akzeptablem Verhalten und nachvollziehbare Grenzsetzungen (Strafen) bei unangebrachtem Verhalten.
2. Der Lehrkraft wird vermittelt, wie sie im Klassenzimmer effektiv störendes Verhalten reduzieren und die Aufmerksamkeit für schulische Belange steigern kann.
3. Intensive Sommercamps verwenden Token- und Response-Cost-Systeme, um alltägliches Verhalten einzuüben; dieses Vorgehen wird ergänzt durch Elterntrainings und soziale Kompetenztrainings in Kindergruppen. Die Inhalte der Sommercamps werden durch Nachbetreuungssitzungen aufgefrischt.

Nach Antshel und Barkley (2008) sind positive Effekte dieser Interventionen zeitlich befristet oder lassen sich nur begrenzt auf andere Bereiche übertragen. Sie stellten darauf frühere Annahmen infrage, die global davon ausgingen, dass das neu erlernte Verhalten langfristig beibehalten wird.

Es soll auch angemerkt werden, dass es keine substanziellen Belege dafür gibt, dass psychosoziale Interventionen die kognitiven Funktionen verbessern, die in der neuen Sichtweise als die primären Problemquellen bei den meisten Menschen mit ADHS betont werden. Psychosoziale Interventionen verbessern wahrscheinlich nicht das Arbeitsgedächtnis, die Daueraufmerksamkeit oder andere kognitive Fähigkeiten, die mit einer angemessenen medikamentösen Behandlung verbessert werden können.

Das Review von Antshel und Barkley (2008) und die Metaanalyse von Sonuga-Barke et al. (2013) verdeutlichen, dass aktuell umfassende Belege für die Wirksamkeit nichtpharmakologischer Interventionen (z.B. Neurofeedback, kognitives Training) fehlen. Dies bedeutet jedoch nicht, dass solche Behandlungen niemals hilfreich sind. In manchen Fällen dienen sie der Behandlung emotionaler oder Verhaltensprobleme. Dennoch liegen aktuell für psychosoziale Interventionen nur unzureichend Belege dafür vor, dass sie ADHS-bezogene Störungen wirksam lindern.

Medikamentöse und/oder psychosoziale Interventionen im Vergleich

Zwei große Studien verglichen die Wirksamkeit psychosozialer und medikamentöser Behandlungen. Eine Studie wurde zwischen 1990 und 1995 in New York City und Montreal durchgeführt und verglich 103 Kinder, die in drei experimentelle Gruppen unterteilt wurden. Eine Gruppe erhielt nur kurz wirkendes Methylphenidat, das dreimal täglich über einen Zeitraum von zwei Jahren verabreicht wurde, jedoch keine psychosozialen Interventionen. Eine weitere Gruppe erhielt dieselbe medikamentöse Behandlung und zusätzlich umfassende multimodale psychosoziale Interventionen. Die psychosoziale Intervention beinhaltet Elterntraining und -beratung, schulische Unterstützung, Psychotherapie und Training der sozialen Kompetenzen. Eine dritte Gruppe erhielt die medikamentöse Therapie und ein Programm zur Verbesserung der Aufmerksamkeitssteuerung (Abikoff et al., 2004a, 2004b; Hechtman et al., 2004a, 2004b).

Die Kinder aller drei Programme verbesserten sich nach dem ersten Jahr der Behandlung und im zweiten Jahr blieb der Effekt erhalten. Dennoch konnten die Erwartungen der Forscher nicht bestätigt werden. Die Annahme war, dass jene Kinder, die sowohl die medikamentöse Behandlung als auch die komplette psychosoziale Behandlung erhielten, sich deutlich mehr verbessern würden als die Kinder, die ausschließlich die medikamentöse Therapie erhielten; zudem wurde angenommen, dass dieser Effekt auch nach dem Ende der Therapie erhalten bleibt. Tatsächlich gab es keine Unterschiede zwischen den beiden Gruppen. Auch die Langfristigkeit der Effekte durch eine zusätzliche psychosoziale Intervention war nicht vorhanden. Die Kinder in allen drei Gruppen verschlechterten sich in ihrer Funktionsfähigkeit; die Kinder mussten Methylphenidat wiedereinnehmen, um die Behandlungserfolge wiederherzustellen und aufrechtzuerhalten (Abikoff et al., 2004a, 2004b; Hechtmann et al., 2004a, 2004b).

Die andere große Studie zur Untersuchung der Wirksamkeit der medikamentösen und psychosozialen Behandlungen bildet die MTA-Studie an 579 Kindern mit ADHS, die randomisiert einer von vier Behandlungsgruppen für 14 Monate zugeteilt wurden (MTA Cooperative Group, 1999):

1. eine medikamentöse Intervention ohne irgendwelche psychosozialen Behandlungen

2. eine Verhaltenstherapie, die Einzel- und Gruppentraining der Eltern, Verhaltensmanagement im Klassenzimmer und ein intensives achtwöchiges Sommercamp beinhaltet. Eine medikamentöse Behandlung erfolgt nicht
3. eine kombinierte Behandlung, die alle Maßnahmen aus **1.** und **2.** beinhaltet
4. eine Standardbehandlung (z. B. durch einen Haus- oder Kinderarzt)

Wie bei der Montreal/New York-Studie unterschieden sich bezüglich der Kernsymptomatik der ADHS nicht die Gruppen, die die Maßnahmen 1 und 3 erhielten. Die kombinierte Behandlung (Maßnahme 3) linderte zusätzlich einige Symptome, die nicht zum Kern der ADHS gehören. Die MTA-Studie berichtete auch über Langzeiteffekte, die allerdings schlecht interpretiert werden können, da der weitere Behandlungsverlauf nicht angemessen kontrolliert wurde. Es muss zudem darauf hingewiesen werden, dass Befunde dieser beiden Studien auf andere Altersgruppen oder Menschen mit dem vorwiegend unaufmerksamen ADHS-Typ übertragen werden dürfen.

Vor dem Hintergrund der Montreal/New York-Studie und der MTA-Studie schlussfolgern verschiedene Autoren (z. B. Jensen et al., 2009; Hinshaw, 2009), dass offensichtlich die medikamentöse Behandlung der entscheidende Faktor für die Linderung der ADHS-Problematik darstellt.

Ein weiteres Problem der psychosozialen Intervention liegt darin, die Eltern langfristig zur Mitarbeit zu motivieren. Hinshaw (2009) befand, dass es – aufgrund der hohen Erblichkeitsrate der ADHS – in vielen Familien, in denen die Kinder eine ADHS haben, für die Eltern sehr problematisch ist, Verhaltensinterventionen wirksam und beständig durchzuführen, was für eine erfolgreiche Therapie jedoch notwendig ist. Hinshaw (2009, S. 389) fragt, wie Eltern ein Kontingenzmanagement umsetzen wollen, wenn sie selbst Probleme mit der Organisation ihres Alltags, Impulskontrollprobleme und eine schlechte emotionale Kontrolle aufweisen.

Hinshaw (2009, S. 389) verweist darauf, dass sowohl die medikamentöse als auch die Verhaltenstherapie nur kurzfristige Erfolge zeigen, die dann verschwinden, wenn die Medikamenteneinnahme eingestellt wird oder die Kontingenzen nicht mehr konsequent umgesetzt werden.

Es wurden auch einige Studien zu psychosozialen Behandlungen von Erwachsenen mit ADHS durchgeführt. McDermott (2009) untersuchte die kognitive Therapie für Erwachsene mit ADHS; Safren et al. (2005) veröffentlichten ein Behandlungsmanual zur kognitiven Verhaltenstherapie bei Erwachsenen mit ADHS. Ein ausführliches Review der nicht pharmakologischen Behandlung der ADHS bei Erwachsenen wurde von Ramsay (2010) verfasst. Eine andere Herangehensweise für Erwachsene mit ADHS findet sich in einem von Solanto zusammengestellten Programm (Solanto et al., 2008; Solanto, 2011). In diesem Programm werden Erwachsene mit ADHS unterstützt, effektive exekutive Fähigkeiten zu erlernen (z. B. Zeiteinteilung, Organisations- und Planungsvermögen). Da 70% der an diesem Programm teilnehmenden Erwachsenen auch ADHS-Medikamente erhielten, ist es schwierig zu ermitteln, wie viel des beobachteten Fortschritts auf die Medikamente und wie viel auf andere Aspekte der Intervention zurückzuführen ist.

Einige Pädagogen haben die Bedeutung exekutiver Funktionen für Schüler in der Schule erkannt und entsprechende Förderungsprogramme für Schüler verschiedenen Alters zusammengestellt (Meltzer, 2007, 2010; Dawson & Guare, 2004/2010). Viele dieser Programme stellen nützliche Strategien zur Förderung exekutiver Funktionen in Lernsituationen und im Schulsetting vor. Dennoch unterscheiden diese Programme oft nicht hinreichend zwischen altersangemessenen Exekutivfunktionen und eindeutigen Entwicklungsstörungen im Bereich der Exekutivfunktionen. Sind Exekutivfunktionen altersgemäß entwickelt, dann helfen solche Programme Schülern, ihre exekutiven Fähigkeiten zu verbessern, indem sie neue Arbeitsstrategien vermitteln.

Ist jedoch die Entwicklung der Exekutivfunktionen verzögert, das heißt, liegen ADHS-bezogene Probleme vor, dann erzielt man ohne medikamentöse Unterstützung keine Erfolge. Förderprogramme zur Entwicklung der Exekutivfunktionen dürften ohne eine medikamentöse Behandlung der zugrunde liegenden Störungen wenig erfolgreich sein.

Kognitive Störungen der ADHS lassen sich wahrscheinlich auch nicht wesentlich durch einfaches Coaching oder didaktischen Erklärungen der relevanten Fähigkeiten verbessern. Sehr oft wissen Schüler mit ADHS recht gut, was sie tun sollten, um ihre Arbeit besser zu planen und zu strukturieren. Ihr Problem ist vielmehr, dass sie sich nicht aufraffen können, diese Dinge anzupacken.

Menschen mit ADHS besitzen nicht die Voraussetzungen, die nötig sind, um über wiederholte Instruktionen zu lernen; dies ist etwa mit dem Vorhaben vergleichbar, wenn man einem Menschen mit gelähmten Beinen das Laufen erläutern wollte. Diese Analogie impliziert eine Alles-oder-nichts-Unterteilung zwischen den Menschen mit einer ADHS und den Menschen, bei denen sich die exekutiven Fähigkeiten normal entwickelt haben. Dies stellt jedoch eine Vereinfachung dar, da bei Menschen mit ADHS diese Störung sehr unterschiedlich ausgeprägt sein kann.

Prinzipiell sind Anleitungen, die dazu beitragen, die Exekutivfunktionen effektiver zu nutzen, wertvoll. Sie können selbst für Menschen mit einer schwer ausgeprägten ADHS recht nützlich sein. In der Regel wird jedoch eine medikamentöse Therapie die Voraussetzung sein, Nutzen aus diesen Anleitungen zu ziehen. Nur so wird die Person, der man exekutive Fähigkeiten vermittelt, auch in der Lage sein, diese beständig zu trainieren.

Im Jahre 1985 verfasste Abikoff ein Review zur Selbstkontrolle und zu kognitiven Strategien der Problemlösung; er fokussierte dabei den Einsatz von kognitiven Trainingsmethoden für die Arbeit mit hyperaktiven Kindern. Diese Techniken sollten den Kindern kognitive Strategien vermitteln, mit denen sie positive Verhaltensveränderungen herbeiführen konnten. Den Kindern wurde vermittelt, wie wichtig es ist, das Problem zu definieren, die Aufmerksamkeit zu fokussieren, die eigene Leistung zu bewerten und mögliche Fehler zu korrigieren. „Die Kinder instruieren sich leise und benutzen verdeckte Selbstinstruktionen, um sich selbst anzuleiten." (Abikoff, 1985, S. 480f.)

Schon 1985 stellte Abikoff fest, dass die durch kognitive Strategien vermittelten Fähigkeiten der Selbstregulation nicht auf andere Bereiche übertragbar waren. Fünf Jahre später belegten Abikoff und Hechtmann, dass für die Linderung der ADHS-Symptome und die Aufrechterhaltung erzielter Therapieeffekte eine medikamentöse Therapie nötig ist.

Nachteilausgleich für Menschen mit ADHS

Zusätzlich zu medikamentösen und/oder psychosozialen Behandlungen benötigen manche, aber nicht alle Menschen mit ADHS Nachteilausgleiche in der Schule oder am Arbeitsplatz, um eine faire Chance zu erhalten, produktiv lernen und arbeiten zu können. Ein solcher Nachteilausgleich, den viele Schüler benötigen, besteht in Extrazeit bei Klassenarbeiten oder Prüfungen. Einige Menschen mit ADHS machen bei Tests sehr viele Flüchtigkeitsfehler, die nicht bemerkt oder korrigiert werden; andere Menschen mit ADHS mit einer niedrigen Verarbeitungsgeschwindigkeit und Defiziten des Arbeitsgedächtnisses müssen Texte mehrfach lesen, um den Sinn begreifen zu können. Häufig benötigen Menschen mit ADHS die Extrazeit, um ihre Rechnungen zu überprüfen und mögliche Fehler zu korrigieren, oder aber, weil sie extrem langsam beim Schreiben von Sätzen und Absätzen sind. Brown, Reichel und Quinlan (2011d) demonstrierten, wie deutlich die Leistung (z.B. beim Leseverständnis) bei Schülern mit ADHS durch eine Extrazeit verbessert werden kann.

Auch eine sonderpädagogische Förderung in der Schule kann eine wesentliche Unterstützung liefern. Selbstverständlich benötigen Eltern von Kindern mit ADHS Hinweise, wie sie einen Nachteilausgleich realisieren (Jensen, 2004; Latham & Latham, 2007). Hier kommt den Rahmenbedingungen einer „inklusiven Schule" in fast allen europäischen Ländern eine große Bedeutung zu.

Ausführliche Leitlinien zur Einschätzung und Behandlung der ADHS wurden von der American Academy of Child and Adolescent Psychiatry (1997, 2007), von der American Academy of Pediatrics (2011), der Canadian Attention Deficit Hyperactivity Disorder Resource Alliance (2011) und der Deutschen Gesellschaft für Kinder- und Jugendpsychiatrie und Psychotherapie (2007) veröffentlicht.

Dieses Kapitel begann mit der Erkenntnis, dass medikamentöse/psychosoziale Behandlungen üblicherweise dazu verwendet werden, das Leiden und die Störungen zu minimalisieren sowie die Funktionsfähigkeit zu verbessern. Es wurde auch deutlich, dass solche Behandlungen zwei zentrale Einschränkungen besitzen: (1) die Verfügbarkeit an ausgewiesenen Fachkräften und entsprechenden Behandlungsressourcen, aber auch (2) die Bereitschaft des Patienten, an den notwendigen Maßnahmen teilzunehmen. Gegenwärtig ist es so, dass viele Menschen, die an einer ADHS leiden, keinen Zugang zu diesen Fachkräften und diesen Möglichkeiten haben. Dies ist insbesondere der Fall bei Jugendlichen und Erwachsenen in Ländern, wo eine Behandlung mit ADHS-Medikamenten an Menschen über 16 Jahren noch immer nicht gestattet ist. Viele Menschen mit ADHS zögern, an einer effektiven Behandlung teilzunehmen, gerade längerfristig, da sie die Erscheinungsformen einer ADHS nicht kennen oder falsch bewerten. Manchmal verhindern auch übertriebene und unbegründete Ängste, dass eine angemessene Behandlung erfolgen kann.

6 Warum viele Lern- und psychische Störungen oft gemeinsam mit einer ADHS auftreten

Komorbidität steht für das gemeinsame Auftreten mehrerer Störungen. Wenn zum Beispiel ein Kind neben einer ADHS eine Angststörung aufweist, wird diese Angststörung als komorbid zur ADHS bewertet. Das Gleiche gilt für einen Jugendlichen mit ADHS, der ebenfalls oppositionelles Trotzverhalten aufweist und dann einen Substanzmissbrauch entwickelt, oder für einen Erwachsenen mit ADHS, der neben einer ADHS eine Zwangsstörung entwickelt hat. Wenn eine Störung gemeinsam mit einer ADHS auftritt, ist es wichtig, dass die Störung erkannt und in die Planung der Behandlung einbezogen wird. Komorbide Störungskombinationen unterscheiden sich von reinen Formen einer einzelnen Störung (Angold et al., 1999). Manche komorbiden Kombinationen benötigen eine zusätzliche Behandlung, während andere die Behandlungsoptionen der ADHS einschränken.

Dieses Kapitel fasst einige Ergebnisse zu verschiedenen Kombinationen der ADHS und anderen komorbiden Störungen zusammen. Das erste Kapitel dieses Buches beinhaltet eine detaillierte Diskussion zur Entwicklung von Komorbiditäten im Kontext der neuen Sichtweise der ADHS.

Will man diese Komorbiditäten verstehen, muss man bedenken, dass psychische Störungen keine klar abgegrenzten Einheiten bilden wie etwa ein Tumor oder ein verstopftes Blutgefäß. Psychische Störungen werden durch Kategorien beschrieben, die sich durch Auffälligkeiten im Bereich der Emotionen, des Denkens, und des Verhaltens eines Menschen kennzeichnen. In den letzten Jahren wurde immer klarer, dass viele Störungen eher dimensional zu verstehen und auf einem breiten, oft mit anderen Störungen überlappenden Spektrum abbildbar sind. Daher kann man Cloninger (1999, S. 184) zustimmen, wenn er behauptet, dass Belege für natürliche Grenzen zwischen den bedeutenden Störungen fehlen und der kategorische Ansatz aufgrund der sich überschneidenden Kategorien grundsätzlich fehlerhaft ist.

Trotz erheblicher Gründe für die Infragestellung der Validität diagnostischer Kategorien, wie sie gegenwärtig konzipiert sind, dienen diese Klassifizierungen einem Zweck. Kendell und Jablensky (2003, S. 9) beschreiben den Nutzen von klinischen Diagnosen wie folgt: „Diagnostische Kategorien bieten unschätzbar wertvolle Informationen über die Wahrscheinlichkeit einer Genesung, eines Rückfalls, einer Verschlechterung und eines sozialen Handicaps; sie beeinflussen Entscheidungen über die Ziele einer Behandlung; und sie bieten eine Menge an Informationen über weltweit ähnliche Fälle in klinischen Stichproben."

Der Nutzen solcher Informationen ist erheblich, solange der Kliniker nicht aus den Augen verliert, dass jeder Mensch einige einzigartige Eigenschaften besitzt, die ihn von anderen Menschen mit ähnlichen Diagnosen unterscheiden.

Dieses Kapitel beschreibt sieben spezifische Cluster an Störungen, die komorbid bei einer ADHS auftreten. Jeder dieser Abschnitte beinhaltet Teile einer Diskussion über bestimmte Aspekte der neuen Sichtweise der ADHS, die eine wichtige Rolle bei der Auswahl der komorbiden Störungen spielen.

Die Definitionen von Komorbidität unterscheiden sich sehr. Querschnittstudien zum Beispiel werten nur Störungen als komorbid, die in den letzten sechs Monaten bzw. dem letzten Jahr aufgetreten sind. Andere Ansätze betrachten eine Störung dann als komorbid, wenn sie über die gesamte Lebensspanne eines Menschen aufgetreten ist. Jeder Ansatz besitzt Vorzüge und Nachteile.

Lahey und Kollegen (2002) verwendeten den Begriff „dynamische Komorbidität", um Zusammenhänge zu bezeichnen, die über das gesamte Leben des Menschen variieren, da sie von aktuellen kontextbezogenen Einflüssen (z.B. Stressfaktoren) oder Entwicklungsfaktoren abhängen. So verschlimmern sich bei manchen Patienten mit ADHS unter Stress Symptome einer Zwangsstörung, die in weniger stressigen Situationen fast vollständig verschwinden.

Eine weitere nützliche Kategorie ist die von Lewinsohn et al. (2004) beschriebene unterschwellige Komorbidität, die zutrifft, wenn ein Mensch mehrere Symptome einer bestimmten Störung aufweist, diese aber in ihrem Ausmaß nicht die diagnostischen Kriterien voll erfüllen; beispielsweise ein Mensch, der ernsthafte Ängste aufweist, ohne dabei die diagnostischen Kriterien einer Angststörung komplett zu erfüllen.

Eine Reihe an Studien zeigte, dass die meisten Kinder, Jugendlichen und Erwachsenen mit ADHS ebenfalls die Kriterien mindestens einer weiteren psychischen Störung erfüllen, manche viele verschiedene Störungen gleichzeitig; andere leiden an einer komorbiden Störung zu einem bestimmten Zeitpunkt, die nach und nach weniger problematisch wird. Die Inzidenz komorbider Störungen bei Menschen mit ADHS ist wesentlich höher als bei Menschen ohne ADHS.

In einer retrospektiven Geburtskohortenstudie (Yoshimasu et al., 2012a) an 343 Kindern, die vor ihrem 19. Lebensjahr mit einer ADHS diagnostiziert wurden, hatten

62 % der Teilnehmer mindestens eine weitere psychische Störung; dies traf nur auf 19 % der 712 unauffälligen Kinder zu, die die Vergleichsgruppe bildeten. Das macht ein dreimal so hohes Risiko der Entwicklung einer komorbiden Störung bei Menschen mit ADHS. 34 % der Kinder mit ADHS und 8 % der unauffälligen Kinder hatten zwei oder mehr Störungen. Die häufigsten Komorbiditäten illustriert **Tabelle 6-1.**

Die Kategorie „Anpassungsstörungen" wird nicht oft in Komorbiditätsstudien eingesetzt, da sie sehr unspezifisch ist und sich auf affektive Störungen, Verhaltensstörungen und/oder Ängste bezieht und durch bestimmte Stressfaktoren aus der Umwelt verursacht wird. Yoshimasu et al. (2012a) konnten belegen, dass sich die Komorbiditätsraten zwischen Mädchen und Jungs nicht stark unterscheiden; dies trifft für Kinder mit ADHS und unauffällige Kinder gleichermaßen zu.

Hohe Komorbiditätsraten wurden selbst von sehr jungen Kindern berichtet. Von 579 Kindern zwischen sieben und neun Jahren, die Teil der MTA-Studie waren, erfüllten 70 % die kompletten diagnostischen Kriterien mindestens einer weiteren Störung ein Jahr vor Studienbeginn (Jensen et al., 2001). **Tabelle 6-2** gibt für diese Kinder, die alle eine ADHS aufweisen, die Komorbiditätsraten an.

Die Aussagen zur Komorbidität sind altersabhängig. Manche Störungen treten erst in der späten Kindheit oder im Jugendalter auf. Dies spiegelt sich in dem sehr niedrigen Prozentanteil junger Kinder in der MTA-Studie wider, die mit einer affektiven Störung diagnostiziert wurden; im Gegensatz dazu steht eine epidemiologische

Tabelle 6-1: Komorbiditäten (in Prozent)

	Kinder mit ADHS	Unauffällige Kinder
Anpassungsstörungen	34,5	10,2
Affektive Störungen	22,9	7,2
Oppositionelles Trotzverhalten	22,5	2,7
Substanzmissbrauch	21,2	6,3
Angststörungen	9,6	3,5

Tabelle 6-2: Komorbiditätsraten (in Prozent) der Kinder mit ADHS in der MTA-Studie

Oppositionelles Trotzverhalten	40
Angststörung	34
Verhaltensstörung	14
Tic-Störung	11
Affektive Störung	4

Studie von Merikangas et al. (2010), in der 14 % der Jugendlichen eine affektive Störung aufweisen.

In dieser epidemiologischen Studie lag das Durchschnittsalter des ersten Auftretens am niedrigsten bei den Angststörungen (6 Jahre), gefolgt von 11 Jahren bei externalisierenden Störungen (inklusive der ADHS), 13 Jahren bei affektiven Störungen und 15 Jahren bei Substanzmissbrauch. In dieser Stichprobe hatten 49,5 % der Jugendlichen mindestens eine weitere psychische Störung, und 27,6 % litten an ernsten Problemen aufgrund dieser Störung (Merikangas et al., 2010).

Die Auswirkungen komorbider Störungen auf schulische, innerfamiliäre und soziale Fähigkeiten wurden von Elternberichten in einer nationalen Studie an über 61 000 Kindern zwischen 6 und 17 Jahren untersucht (Larson et al., 2011). Die beschriebene Inzidenz der ADHS in dieser Stichprobe betrug 8,2 %. Die komorbiden Störungen in dieser Stichprobe gibt **Tabelle 6-3** wieder.

In dieser Studie aus dem Jahr 2007 (Larson et al., 2011) hatten die meisten Kinder mit einer ADHS zumindest eine komorbide Störung: 33 % eine komorbide Störung, 16 % zwei Störungen und 18 % drei oder mehr Störungen. Stress in ökonomisch benachteiligten Familien war ein zentraler Faktor, der die Situation verkomplizierte. Die Komorbiditätsrate bei Kindern aus ökonomisch benachteiligten Familien war 3,8-mal so hoch wie die von Kindern aus wohlhabenden Familien (30 % vs. 8 %).

Von den ADHS-Kindern aus dieser Stichprobe hatten 29 % ein Schuljahr wiederholen müssen; Kinder mit ADHS erzielten auch niedrigere Werte bei der sozialen Kompetenz; zudem waren die Eltern schlechter emotional reguliert. Bei Kindern mit ADHS erhöhte sich die Anzahl der Auffälligkeiten schrittweise mit der Anzahl an komorbiden Störungen.

Es bestehen erhebliche Unterschiede zwischen diesen drei Studien. Zunächst unterscheiden sich die Datenquellen: (1) retrospektive Daten aus klinischen Zentren,

Tabelle 6-3: Komorbiditätsraten (in Prozent) bei Kindern mit ADHS und unauffälligen Kindern

	Kinder mit ADHS	Unauffällige Kinder
Lernstörungen	46,1	5,3
Externalisierende Störungen	27,4	1,8
Ängste	17,8	2,1
Depressionen	13,9	1,4
Sprachstörungen	11,8	2,5
Autismus-Spektrum-Störungen	6,0	0,6

(2) klinische Expertenteile und (3) Elternberichte. Ein Datensatz enthielt Anpassungsstörungen, die anderen beiden nicht; ein anderer Datensatz bezog Lern- und Sprachstörungen sowie Autismus-Spektrum-Störungen mit ein, während die anderen beiden diese drei wichtigen Störungsbilder nicht enthielten. Trotz dieser Unterschiede weisen alle drei Studien darauf hin, dass die meisten Kinder und Jugendlichen mit ADHS an einer oder mehreren komorbiden Störungen leiden. Komorbide Störungen erschweren es, für Menschen mit ADHS eine wirksame Behandlung zusammenzustellen.

Manche Limitationen einzelner Studien werden in einer Metaanalyse, die mehrere Studien vergleicht, kompensiert. Angold, Costello und Erkanli (1999) fanden in einer Metaanalyse über 21 Studien, dass die Wahrscheinlichkeit bei ADHS-Kindern im Vergleich zur Allgemeinbevölkerung erhöht war, eine Angststörung (3-mal höher), Depression (5,5-mal höher) oder externalisierende Störung (10,7-mal höher) zu entwickeln. Es muss vermerkt werden, dass diese Metaanalyse aggressives Verhalten und oppositionelles Trotzverhalten zusammenfasste, obwohl diese Störungen nicht gleichzusetzen sind.

Manchmal verändern komorbide Störungen die ADHS-Symptomatik. Zum Beispiel neigen viele Menschen mit ADHS, die eine komorbide Angststörung aufweisen, dazu, ihre Hausaufgaben und Schulaufgaben besonders exakt zu bearbeiten, da sie Angst davor haben, mit der Lehrkraft/den Eltern Ärger zu bekommen. Mit anderen Worten: Diese ängstlichen ADHS-Kinder sind bestrebt, härter und beständiger zu arbeiten als die meisten anderen Kinder mit ADHS. Oft allerdings verschlimmert die Komorbidität von der ADHS verursachte Dysfunktionen. Booster et al. (2012) demonstrierten, dass Kinder mit ADHS, die externalisierende oder internalisierende komorbide Störungen aufwiesen, mehr Probleme mit der Hausaufgabenbearbeitung und niedrigere soziale Kompetenzen hatten als Kinder, die nur eine ADHS entwickelten. Die Larsson-Studie (Larsson et al., 2011), die bereits besprochen wurde, legt deutlich dar, wie eine erhöhte Anzahl an komorbiden Störungen die Symptome bei Kindern und Jugendlichen mit ADHS verschlimmert.

Erwachsene mit ADHS besitzen ebenfalls erhöhte Raten an komorbiden Störungen. Kessler und Mitarbeiter veröffentlichten Daten der National Comorbidity Study Replication (Kessler et al., 2005, 2006), die darauf hinwiesen, dass unbehandelte Erwachsene mit ADHS im Vergleich zur Allgemeinbevölkerung eine sechsmal so hohe Wahrscheinlichkeit aufweisen, mindestens eine weitere psychische Störung bis zum 44. Lebensjahr zu entwickeln. Die in **Tabelle 6-4** dargestellten Zahlen repräsentieren die Lebenszeitprävalenz von komorbiden Störungen bei Erwachsenen mit ADHS zwischen 18 und 44 Jahren; die Spalte „Quotenverhältnis“ (QV) zeigt das Verhältnis zwischen der Inzidenz der einzelnen Störung im Vergleich zur Allgemeinbevölkerung an. Ein QV von 1,0 legt dar, dass Menschen mit ADHS dieselbe Prävalenz für diese Störung aufweisen wie die Allgemeinbevölkerung.

Tabelle 6-4: Lebenszeitprävalenzraten von komorbiden Störungen (in Prozent) bei Erwachsenen mit ADHS (aus Kessler et al., 2005, 2006)

Störung	Lebenszeitprävalenz	Quotenverhältnis
Affektive Störungen	38,3	5,0
Angststörungen	47,1	3,7
Substanzmissbrauch	15,2	3,0
Impulskontrollstörungen	19,6	3,7
Andere psychische Störung	88,6	6,3

Bei Erwachsenen mit ADHS trat in der Kessler-Studie (Kessler et al., 2006) die soziale Angst (29,3 %) auf. Diese Inzidenz ist erheblich höher als die Rate aus epidemiologischen Studien (Burstein et al., 2011). Bei Jugendlichen zwischen 13 und 18 Jahren betrug 11,7 %. Viele Jugendliche und noch mehr Erwachsene mit ADHS sorgen sich übermäßig darüber, wie andere Menschen sie wahrnehmen; zudem sind sie oft reizbar und streitsüchtig.

Eine andere Komorbidität unter Erwachsenen mit ADHS, die selten thematisiert wird, stellt die Komorbidität mit Persönlichkeitsstörungen dar. Miller, Nigg und Faraone (2007) untersuchten Persönlichkeitsstörungen bei 363 Erwachsenen mit dem kombinierten und unaufmerksamen ADHS-Typ und verglichen diese mit unauffälligen Erwachsenen. Die Autoren fanden, dass Erwachsene mit dem kombinierten Subtyp der ADHS eine insgesamt ausgeprägtere Störung entwickelten als Erwachsene mit dem vorwiegend unaufmerksamen Subtyp. Diese Personen wurden danach untersucht, ob sie einem der drei Cluster (A, B, C) entsprechen, die man zur Beschreibung von Persönlichkeitsstörungen verwendet. Die drei Cluster umfassen:

A. Paranoide, schizoide und/oder schizotype Persönlichkeitsstörungen
B. Borderline, antisoziale, histrionische und/oder narzisstische Persönlichkeitsstörungen
C. Vermeidende, abhängige und/oder zwanghafte Persönlichkeitsstörungen

Die Studie ergab, dass Erwachsene mit ADHS eine erhöhte Inzidenz für Cluster-B- und Cluster-C-Störungen aufwiesen, unabhängig vom ADHS-Subtyp. Die Häufigkeitsverteilungen der Cluster sind in **Tabelle 6-5** aufgelistet.

Es bestehen keine Unterschiede zwischen der Allgemeinbevölkerung und Menschen mit ADHS in der Inzidenz von Persönlichkeitsstörungen aus Cluster A. Allerdings wiesen Menschen mit ADHS eine 3,1-mal so hohe Wahrscheinlichkeit auf, eine

Tabelle 6-5: Persönlichkeitsstörungen: Häufigkeiten (in Prozent) für Menschen mit ADHS und die Allgemeinbevölkerung

	Allgemeinbevölkerung	Menschen mit ADHS
Cluster A	Keine signifikanten Unterschiede zwischen den Gruppen	
Cluster B	9,5	24,4
Cluster C	4,3	21,0

Cluster-B-Störung zu entwickeln, und eine 6,48-mal so hohe Wahrscheinlichkeit, eine Störung des Clusters C zu bekommen.

Die häufigste Cluster-B-Persönlichkeitsstörung in der ADHS-Gruppe war die Borderline-Persönlichkeitsstörung, die man durch instabile zwischenmenschliche Beziehungen, ein instabiles Selbstbild, emotionale Instabilität und Impulskontrollprobleme kennzeichnen kann. Die häufigste Störung von Cluster C war die Zwangsstörung. Diese beiden Arten von Persönlichkeitsstörungen, die am häufigsten bei Patienten mit ADHS auftreten, könnte man als sehr gegensätzliche Muster betrachten, die entstehen, wenn Menschen mit ADHS ihre Probleme, die aus den auffälligen Exekutivfunktionen entstehen, zu bewältigen versuchen.

Die Komorbiditätsraten psychischer Störungen bei Menschen mit ADHS sind sehr hoch und liegen zwei- bis zehnmal so hoch wie die Inzidenz dieser Störungen in der Allgemeinbevölkerung. Es ist nur natürlich zu fragen, warum Menschen mit ADHS so anfällig für weitere psychische Störungen sind. Es ist unwahrscheinlich, dass es daran liegt, dass Menschen mit ADHS einfach Pech haben. Eher wahrscheinlich ist, dass die hohen Komorbiditätsraten auf konzeptuelle Schwächen unseres gegenwärtigen psychiatrischen Klassifizierungssystems zurückzuführen sind. Die Kategorien des aktuellen Klassifizierungssystems erfassen die komplexen Überlappungen vieler psychischer Störungen nicht zur Genüge.

Es scheint wahrscheinlich, dass die exekutiven Dysfunktionen der ADHS auch anderen Störungen zugrunde liegen. Sergeant et al. (2002) beobachtete, dass exekutive Dysfunktionen nicht auf ADHS beschränkt sind, sondern ebenfalls Merkmale vieler anderer Störungen darstellen. Brown (2009) forderte deshalb, dass die ADHS zukünftig als fundamentales Krankheitsbild definiert werden sollte, welches viele verschiedene Störungen überschneidet und die Betroffenen für äußere Stressfaktoren verwundbar macht. Solche Faktoren erhöhen das Risiko, eine weitere Störung zu entwickeln. Brown (2009) merkt auch an, dass die ADHS eine gemeinsame genetische Vulnerabilität mit anderen Störungen besitzt.

Brown (2009) regte an, dass viele psychische Störungen mit Softwareproblemen in einem Computer vergleichbar sind, die nur einen oder zwei bestimmte Funktionsbereiche beeinflussen, ohne dabei die Operationen anderer Softwareprogramme zu gefährden. Er argumentierte, dass eine ADHS mit einem ernsthaften Problem im Betriebssystem des Computers gleichzusetzen ist, das mehrere Funktionsbereiche betreffen kann. Dieser Ansicht nach sind Komorbiditäten zwischen der ADHS und anderen Störungen eher generelle Probleme, die vielen anderen Störungen zugrunde liegen, von denen jede ihre eigenen spezifischen Störungen aufweist.

Die hohen Komorbiditätsraten können zur Folge haben, dass Menschen mit ADHS, die sich für eine Behandlung ihrer ADHS entschieden haben, eher eine Intervention der komorbiden Störung erhalten und die grundlegende ADHS unbehandelt bleibt. Dies geschieht, da viele Ärzte, Psychologen und Psychotherapeuten nicht im neuen Verständnis der ADHS fortgebildet wurden. Viele von ihnen kennen sich eher mit Depressionen, Ängsten, Zwangsstörungen, Substanzmissbrauch und anderen Störungen aus und erkennen diese daher früher (vgl. auch Barkley & Brown, 2008; Fischer et al., 2007).

ADHS und Lernstörungen

Jahrzehntelang wurden Lernstörungen (z. B. Lese-Rechtschreib-Störungen, Rechenstörungen) und ADHS als unabhängig voneinander angesehen. Neuere Forschungsergebnisse belegen, dass auffällige Exekutivfunktionen sowohl bei der ADHS als auch den Lernstörungen eine Rolle spielen.

Schon Mayes, Calhoun und Crowell (2000) zeigten, dass Kinder mit Lernstörungen und ADHS gravierendere Lernprobleme hatten als Kinder mit Lernstörungen ohne ADHS; Kinder mit Lernstörungen und ADHS hatten auch schwerwiegendere Aufmerksamkeitsprobleme als Kinder mit Lernstörungen ohne ADHS. Die Autoren schlossen daraus, dass Lern- und Aufmerksamkeitsprobleme auf einem Kontinuum liegen und zusammenhängen.

76 % der Kinder mit ADHS zwischen 6 und 16 Jahren (Durchschnittsalter 9 Jahre) erfüllten die diagnostischen Kriterien einer oder mehrerer spezifischer Lernstörungen (Mayes & Calhoun, 2007). Die häufigste Lernstörung innerhalb dieser Gruppe von 678 Kindern war die isolierte Rechtschreibstörung (65 %); die Rechenstörung betrug 20 % bis 30 % und die Lese-Rechtschreib-Störung 30 % bis 52 %. Die Forscher ermittelten, dass die besten Prädiktoren von Lernstörungen die WISC-III/WISC-IV-Indexwerte des Arbeitsgedächtnisses und der Verarbeitungsgeschwindigkeit darstellen, zwei wichtige Aspekte der Exekutivfunktionen.

Auch bei Jugendlichen mit ADHS spielt das Arbeitsgedächtnis eine zentrale Rolle beim Lesen und Rechnen; das räumliche Denken ist stark mit mathematischen Leistungen verknüpft (Rogers et al., 2011).

Zwei Exekutivfunktionen, das Arbeitsgedächtnis und die Verarbeitungsgeschwindigkeit, sind elementar für das Lesen und eine ADHS. Bei 145 Jugendlichen zwischen 13 und 18 Jahren demonstrierten Brown, Reichel und Quinlan (2011d), dass die Schwierigkeiten im Leseverständnis bei Jugendlichen mit ADHS nicht so sehr auf verminderte verbale oder Lesefähigkeiten zurückzuführen sind, sondern eher auf Störungen des Arbeitsgedächtnisses und der Verarbeitungsgeschwindigkeit. Die Bedeutung des Arbeitsgedächtnisses, insbesondere des verbalen Arbeitsgedächtnisses, für das Leseverständnis wird auch durch die Datenanalyse belegt (Swanson, Zheng und Jerman, 2009; Carretti et al., 2009). Die zentrale Rolle der Verarbeitungsgeschwindigkeit beim Lesen und der ADHS erläutern Shanahan und Kollegen (2006) sowie McGrath et al. (2011).

Das Arbeitsgedächtnis und die Verarbeitungsgeschwindigkeit sind nicht so wichtig, wenn das Kind dazu aufgefordert ist, einzelne Wörter zu entschlüsseln und zu betonen, aber sie sind entscheidend für das Leseverständnis. Dies wurde von Sesma und Kollegen (2009, S. 8) in Bezug auf die Bedeutung von Exekutivfunktionen wie folgt beschrieben: „Exekutivfunktionen, wie etwa die Handlungsplanung und das Arbeitsgedächtnis, werden notwendiger, je länger und komplexer der geschriebene Text ist."

Das Verständnis komplexerer Texte erfordert die Fähigkeit, die zentralen Ideen und Informationen eines Textes im Kopf zu behalten und die Verbindungen dieser Elemente kontinuierlich zu aktualisieren, um so die Inhalte zu erfassen. Miller et al. (2012b) verglichen Kinder mit ADHS und unauffällige Kinder mit ähnlichen Lesefähigkeiten. Sie fanden, dass Kinder mit ADHS sehr viel stärker im Leseverständnis beeinträchtigt waren. Die Autoren sehen das Problem darin begründet, dass zentrale Informationen der gelesenen Passage nicht abgerufen werden können. Die Ursache für dieses Defizit liegt in einer Störung des Arbeitsgedächtnisses.

Shaywitz und Shaywitz (2008, S. 1332) argumentierten, dass Lesen Aufmerksamkeitsmechanismen erfordert, die zentral für die Entwicklung der Sprachkompetenz sind. Für die Herausbildung einer Leseroutine müssen die erfassten Inhalte im Gedächtnis gespeichert und abgerufen werden; für das Speichern und Abrufen spielt die Aufmerksamkeit eine zentrale Rolle. Um die Aufmerksamkeitsdefizite schwacher Leser zu behandeln, empfahlen Shaywitz und Shaywitz (2008) eine Therapie mit ADHS-Medikamenten.

Mathematik ist ein weiterer Bereich, in dem Störungen des Arbeitsgedächtnisses erwiesenermaßen entscheidend sind. Eine Studie von 209 Kindern unterteilte Schüler nach dem Level ihrer mathematischen Fähigkeiten in Erst- und Zweitklässler (Toll et al., 2011). Das Level der mathematischen Fähigkeiten konnte jedoch weniger gut das mathematische Leistungsvermögen vorhersagen als die getestete Leistung des Arbeitsgedächtnisses (Toll et al., 2011).

Berninger und Richards (2002) betonten die komplexe Rolle der Exekutivfunktionen bei mathematischen Berechnungen; auch hier kommt dem Zusammenwirken von Aufmerksamkeits- und Gedächtnisleistungen die zentrale Rolle zu.

In einer groß angelegten Studie an Kindern mit ADHS berichteten Mayes und Calhoun (2006), dass 65 % der Kinder die diagnostischen Kriterien einer isolierten Rechtschreibstörung (schwacher sprachlicher Ausdruck) erfüllten. Brown, Reichel und Quinlan (2010) zeigten, dass die meisten Jugendlichen mit ADHS zwischen 13 und 25 Jahren (70 %) die schlechtesten Leistungen im Bereich des sprachlichen Ausdrucks aufwiesen, wobei diese deutlich unter den Lese- und Rechenleistungen lagen. Nach diesen beiden Studien sind Störungen im Arbeitsgedächtnis und in der Verarbeitungsgeschwindigkeit stark mit Defiziten im sprachlichen Ausdruck verbunden.

Deutliche Überlappungen zwischen ADHS und der isolierten Rechtschreibstörung wurden auch bei Kindern mit und ohne ADHS gefunden (Yoshimasu et al., 2012b). 46,9 % der Kinder mit ADHS litten auch an einer isolierten Rechtschreibstörung, während nur 9,6 % der unauffälligen Kinder dieses Problem hatten.

Berninger und Richards (2002, S. 173) erläutern, warum der sprachliche Ausdruck größere Anforderungen an die Exekutivfunktionen stellt als Lesen oder Mathematik. So stellt Schreiben höhere Anforderungen an das Arbeitsgedächtnis als das Leseverständnis. Schreiben beinhaltet die Planung (Erzeugen von Ideen), das Übersetzen dieser Ideen in einen Text, das Aufschreiben des Textes sowie das Überprüfen und Überarbeiten des Textes. Das Schreiben fordert die Exekutivfunktionen mehr als das Lesen. Besondere Anforderungen werden dabei an die Aufmerksamkeitsprozesse gestellt.

Die Betonung der Aktivierung und der selektiven Aufmerksamkeit schließt auch die oft vernachlässigten Motivationsprobleme beim Lesen, Schreiben und Rechnen mit ein. So fanden Anmarkrud und Braten (2009), dass für das Leseverständnis von Schülern die Bedeutung eines Textes wichtiger war als die kognitiven Fähigkeiten des Lesens. Für das Verständnis eines anspruchsvollen Textes scheint nicht nur die Kognition entscheidend, sondern auch die Motivation, Dinge verstehen zu wollen. Das Bestreben, eine Aufgabe gut zu bearbeiten, hängt also stark vom aktuellen und zukünftigen Wert dieser Aufgabe ab.

Diese Motivationsprobleme beschreibt Brown (2005a) mit dem Begriff „passives Lesen“. Dies formuliert ein Collegestudent wie folgt: „Wenn ich einen Text lese, der mich nicht sonderlich interessiert, ist es so, als ob ich die Wörter nur im Mund hin- und herschiebe und sie nicht kaue. Meine Augen wandern über jedes einzelne Wort, und ich verstehe beim Lesen, was alles bedeutet, aber ich bin nicht genug eingebunden, um die Informationen in meinem Kopf behalten zu können.“

Bei den Lernstörungen kommt den Exekutivfunktionen eine entscheidende Rolle zu. Zentral bei ADHS und Lernstörungen sind die Fähigkeiten, sich zu fokussieren und die Aufmerksamkeit aufrechtzuerhalten, sich mit der Aufgabe motiviert zu beschäftigen und beim Bearbeiten einer Aufgabe das Arbeitsgedächtnis einzusetzen.

Bei manchen Menschen ist die Zusatzdiagnose einer Lernstörung zu rechtfertigen. Viele Menschen, bei denen diese Diagnose nicht gegeben werden kann, weisen aufgrund ihrer auffälligen Exekutivfunktionen im Rahmen ihrer ADHS dennoch Lern- und Arbeitsprobleme auf.

ADHS mit Angststörungen und Depression

Bei Kindern und Erwachsenen mit ADHS liegen – im Vergleich zur Allgemeinbevölkerung – häufiger Angststörungen und Depressionen vor. Bei ADHS-Kindern werden Komorbiditäten mit Ängsten zwischen 9,6 % und 34 % berichtet (Jensen et al., 2001; Yoshimasu et al., 2012a) und bei Erwachsenen mit ADHS zwischen 27,9 % und 47,1 % (Kessler et al., 2010; Van Ameringen et al., 2011). Die Inzidenz von Depressionen bei Kindern mit ADHS lag zwischen 13,9 % und 22,9 % und bei Erwachsenen mit ADHS zwischen 38 % und 63 % (Millstein et al., 1997; Kessler et al., 2006). Während viele Menschen mit ADHS keine oder nur eine dieser beiden komorbiden Störungen entwickeln, treten aber diese beiden Störungskategorien oft zusammen auf.

Sowohl Angst- als auch depressive Symptome kommen in verschiedenen Formen vor:

- Menschen, die sich mit zukünftigen negativen oder lebensbedrohlichen Ereignissen auseinandersetzen
- Menschen, die mit starken Ängsten auf eine unmittelbare Bedrohung reagieren

Beispiele der ersten Form wären chronifizierte übertriebene Sorgen und Ängste (Generalisierte Angststörung) oder intensive Stressreaktionen auf persönliche Erfahrungen mit lebensbedrohenden Stressfaktoren (posttraumatische Belastungsstörung). Die zweite Form beinhaltet unerwartete, wiederkehrende Panikattacken, soziale Ängste und die Agoraphobie. Zudem können Ängste vor bestimmten Objekten oder Situationen auftreten (spezifische Ängste; Craske et al., 2009).

Depressionen umfassen ebenfalls verschiedene Formen. Einerseits tritt eine depressive Verstimmung auf, bei der man war den Alltag noch gut bewältigt, aber wenig Freude aus den meisten Aktivitäten zieht (Dysthymie); andererseits beobachtet man massive depressive Episoden mit dem Verlust an Lebensfreude, einem gestörten Ess- und Schlafverhalten sowie anhaltenden Gefühlen der Wertlosigkeit. Das depressive Muster in beiden Formen resultiert aus Verlust- und Versagenserlebnissen.

Oft werden wiederkehrende Bilder oder Gedanken dieser düsteren Erinnerungen so bedeutsam, dass die Hoffnung auf eine bessere Zukunft verloren geht.

Craske et al. (2009) versuchen, die Beziehungen zwischen Angst und Depression in einem Modell zu systematisieren. Hierbei weisen Ängste und Depressionen einige Symptome gemeinsam auf, aber in manchen Symptomen unterscheiden sie sich. Gemeinsam sind das umfassende Leiden und allgegenwärtige negative Emotionen. Ängstliche und Depressive fühlen sich oft chronisch unglücklich, belastet und gestresst. Typische Symptome einer Depression sind der Interessensverlust an den meisten Aktivitäten und ein Mangel an positiven Affekten; typische Symptome einer Angststörung sind starke Erregbarkeit und übertriebene Sorgen.

Im DSM-5 wurde die disruptive Affektregulationsstörung neu aufgenommen. Mit dieser Diagnose sollen Kinder beschrieben werden, die eine dauerhaft reizbare Stimmung haben und beinahe täglich ernste, wiederkehrende Wutausbrüche erleben. Diese Ausbrüche sind nicht episodisch wie bei der bipolaren Störung und sehr viel ausgeprägter als die Reizbarkeit beim oppositionellen Trotzverhalten. Kinder mit dieser Störung reagieren auf kleinste Enttäuschungen und Frustrationen mit unverhältnismäßig intensiver Wut (Leibenluft, 2011). Während die meisten Menschen mit Depressionen traurig und passiv werden, werden Kinder mit einer disruptiven Affektregulationsstörung unruhiger und reizbarer. Daten aus Längsschnittstudien belegen, dass Kinder mit einer ernsten disruptiven Affektregulationsstörung oft auch die diagnostischen Kriterien der ADHS erfüllen; wenn sie älter werden, entwickeln sie oft Ängste und/oder Depressionen (Rich et al., 2011).

Wie ADHS mit Angststörungen und Depressionen zusammenhängt

Die Überlappung zwischen ADHS, Ängsten, Depressionen und/oder Reizbarkeit ergibt sich aus der Kernsymptomatik der ADHS: der emotionalen Dysregulation. Seymour et al. (2012) belegten, dass diese emotionale Dysregulation vor der Entwicklung einer Depression bei Kindern mit ADHS eintritt. Menschen mit ADHS, die diese Störung der Emotionsregulation aufweisen, haben chronische Probleme mit dem Arbeitsgedächtnis und stark verzerrte angstgeleitete oder depressive Gedanken.

Menschen mit ADHS, Ängsten und Depressionen besitzen die Tendenz, ihre Aufmerksamkeit exzessiv auf Dinge auszurichten, die sie interessieren oder beunruhigen. Neuere Forschung hat die entscheidende Rolle der verzerrten Aufmerksamkeit bei Angst- und Depressionsstörungen erkannt. Studien zeigen, dass ängstliche Menschen oft außergewöhnlich stark auf potenzielle Gefahrenquellen fokussiert sind und deshalb Informationen verzerrt wahrnehmen. Die Verzerrungen können sich auf die Bewertung einer Situation, die eigene Person oder auf Verhaltensweisen beziehen, die als hilfreich empfunden werden (Lernen) (Britton et al., 2010; Shechner et al., 2012).

Sehr ängstliche Personen suchen fast durchgehend nach Anhaltspunkten oder Vorstellungen, die für sie selbst eine potenzielle Gefahr signalisieren. Ängstliche Menschen sind oft sehr schnell darin, neutrale Informationen als potenziell bedrohlich einzustufen, und versuchen ihre Angst dadurch zu reduzieren, dass sie Situationen vermeiden, die mit diesen subjektiven Gefahren verbunden sind. Eine solche Vermeidung verstärkt die Angst. Jede erfolgreiche Vermeidung erhöht die Wahrscheinlichkeit, auch zukünftig angstbesetzte Situationen zu vermeiden. Die auf diese Weise entstehenden Verhaltensmuster sind schwer zu ändern, insbesondere bei Menschen, die große Probleme damit haben, den Fokus von angstbesetzten Reizen wegzubewegen.

Die Fähigkeit, Emotionen wie Angst oder Depressionen zu regulieren, hängt teilweise von den Kapazitäten des Arbeitsgedächtnisses ab, einer Funktion, die oft relativ schwach bei Menschen mit ADHS ausgeprägt ist (Martinussen et al., 2005; Quinlan & Brown, 2003). Eine Reihe an Experimenten hat gezeigt, dass Menschen mit besserem Arbeitsgedächtnis Emotionen besser unterdrücken konnten als Menschen mit schwächerem Arbeitsgedächtnis. Menschen mit einem besseren Arbeitsgedächtnis waren auch effektiver darin, emotionale Reize einzuordnen, ohne sich zu sehr zu involvieren (Schmeichel et al., 2008). Vielleicht hilft ein besseres Arbeitsgedächtnis dabei, positive Erinnerungen leichter zu erinnern, die dann als Gegengewicht zu angstbesetzten oder depressiven Gedanken wirken.

Ein erster Versuch, die erhöhte Inzidenz von Angststörungen bei Menschen mit ADHS neurobiologisch zu erklären, stammt von Levy (2004). Sie beschrieb Wechselwirkungen zwischen unterschiedlichen Inhibitionsprozessen bei Menschen mit ADHS und Angst (z. B. bei der Angst im präfrontalen Kortex).

ADHS und bipolare Störungen

Über viele Jahre wurde die Diagnose „bipolare Störung“ als depressive Störung klassifiziert. Neuere Befunde unterstreichen die Unterschiede zwischen Depressionen und bipolaren Störungen. Die Inzidenz der bipolaren Störung in der Allgemeinbevölkerung (etwa 1 % unter Erwachsenen) ist recht niedrig; jedoch weisen die Betroffenen hohe Suizidraten und häufige Krankenhausaufenthalte auf. Nimmt man subklinische Formen der bipolaren Störung hinzu, dann liegt die Inzidenz bei fast 6 % (Merikangas et al., 2007).

Die beiden Haupttypen der bipolaren Störung sind:

- Bipolar I bezeichnet Patienten mit einer oder mehreren manischen Episoden oder mit manischen Episoden, die auch depressive Episoden aufweisen
- Bipolar II kennzeichnet Patienten mit einer oder mehreren schweren depressiven Episoden, die mindestens von einer hypomanischen Episode begleitet sind.

Der zentrale Unterschied zwischen manischen und hypomanischen Episoden besteht in der Ausprägung der Störung. Manische Episoden und hypomanische Episoden werden beide als getrennte Zeiträume definiert, in denen eine anormale und dauerhaft gesteigerte oder reizbare Stimmung herrscht, begleitet von mindestens drei weiteren Symptomen (z.B. einem reduzierten Schlafbedürfnis, einer Ideenflucht). Eine Manie kann man mit dem Phänomen vergleichen, das entsteht, wenn man das Gaspedal eines Autos bis auf den Boden runterdrückt und es dann feststecken bleibt, das heißt, kognitive Prozesse werden deutlich beschleunigt und sind nur noch schwer zu kontrollieren. Die Hypomanie stellt einen ähnlichen Prozess dar, der jedoch etwas weniger gefährlich ist und seltener zu einem Krankenhausaufenthalt führt.

Verschiedene Studien berichteten von hohen Komorbiditätsraten zwischen der ADHS und der bipolaren Störung; jedoch weichen diese Raten stark voneinander ab, je nachdem wie eine bipolare Störung definiert ist. In einer klinischen Stichprobe an Erwachsenen mit ADHS lag die Inzidenz der bipolaren Störung zwischen 3% und 17% (Brown, 2011). In einer groß angelegten Studie mit als „bipolare Störung“ diagnostizierten Erwachsenen lagen die ADHS-Raten bei 9,5%, das heißt weit über der geschätzten Inzidenz der ADHS unter Erwachsenen in der Allgemeinbevölkerung (Nierenberg et al., 2005). Bei Kindern mit ADHS betrug die geschätzte Inzidenz der bipolaren Störung zwischen 2,4% und 21% (Arnold et al., 2011).

Unterschiede zwischen diesen Inzidenzraten können größtenteils durch den Tatbestand erklärt werden, ob die Forscher die episodische Natur der Störung miteinbezogen haben oder nicht. Mehrere Studien belegen, dass nach einer längeren, relativ stabilen Phase der Reizbarkeit Intervalle mit entspannter Stimmung folgen. Diese Fälle sollten mit der im DSM-5 neu eingeführten disruptiven Affektregulationsstörung diagnostiziert werden, da der Schweregrad der Stimmungsprobleme nicht zu einer Diagnose der bipolaren Störung ausreicht.

Mehrere Studien haben bei Kindern deutliche Unterschiede zwischen einer schwerwiegenden Affektregulationsstörung und der bipolaren Störung gezeigt (Leibenluft, 2011; Rich et al., 2011). Beide Störungen besitzen allerdings eine ungünstige Entwicklungsprognose.

Wie ADHS mit bipolaren Störungen zusammenhängt

Die Überlappung zwischen der ADHS und bipolaren Störungen betrifft nicht bloß die schwach ausgeprägte Fähigkeit, eigene Gefühle zu regulieren und zu modulieren, sondern auch zwei weitere Exekutivfunktionen, die bei Menschen mit ADHS oft gestört sind:

a. die Fähigkeit, eigenes Handeln zu hemmen
b. die Fähigkeit, Erregungen zu regulieren

Manische Episoden beinhalten nicht nur intensive, schlecht kontrollierte Emotionen, sondern auch intensives, unkontrolliertes Verhalten. Während dieser Episoden reden Menschen mit einer bipolaren Störung nicht nur schneller; sie verhalten sich auch ruhelos und erleben regelmäßig intensive und langwierige Emotionsausbrüche. In solchen Episoden haben sie große Schwierigkeiten damit, sich zu entspannen und zu schlafen. Neben solchen Auffälligkeiten in den Bereichen der Emotionsregulation und Vigilanzregulation weisen viele Patienten auch kognitive Störungen (z. B. bei der Unterbrechung von psychotischen Gedanken) auf.

ADHS mit oppositionellem Trotzverhalten und/oder Störung des Sozialverhaltens

Oppositionelles Trotzverhalten äußert sich als wiederkehrendes Muster an trotzigem, ungehorsamem, wütendem und nachtragendem Verhalten, das üblicherweise in der Kindheit oder Adoleszenz beginnt. Die Symptome des oppositionellen Trotzverhaltens lassen sich in drei Cluster ordnen (Rowe et al., 2010):

- chronisch wütende/reizbare Stimmung
- trotziges/dickköpfiges Verhalten
- Rachsucht

Diese Symptome äußern sich emotional, verbal und in beobachtbarem Verhalten. Das Verhalten ist stark impulsgeleitet und führt zum Beispiel mit Anforderungen seitens der Eltern oder anderer Autoritätspersonen zu einer massiven Verweigerungshaltung. Häufig eskaliert das Problemverhalten sehr schnell.

In den USA liegt in der Allgemeinbevölkerung die Lebenszeitprävalenz des oppositionellen Trotzverhaltens zwischen 10,2 % und 12,6 % (Nock et al., 2007; Kessler et al., 2010; Merikangas et al., 2010). Betroffene weisen in mehr als 92 % der Fälle mindestens eine weitere psychische Störung auf. In der Allgemeinbevölkerung sind darunter 35 % der Menschen mit einer ADHS. Bei Kindern mit ADHS lag die Prävalenz des oppositionellen Trotzverhaltens zwischen etwa 35 % bis 50 %, noch höher beim kombinierten ADHS-Subtyp (Connor et al., 2010). Üblicherweise tritt oppositionelles Trotzverhalten erst nach der ADHS auf. Das Problemverhalten ist weniger schwerwiegend als eine disruptive Affektregulationsstörung, da sie keine episodischen Stimmungsschwankungen beinhaltet.

Eine Störung des Sozialverhaltens ist eine schwerwiegende Verhaltensstörung, die durch dissoziales Verhalten gekennzeichnet ist. Bei diesem Verhalten werden die Rechte anderer Menschen und/oder altersentsprechende soziale Normen verletzt (z. B. körperliche Grausamkeiten gegenüber Menschen, Diebstahl mit Konfrontation mit dem Opfer, absichtliches Feuerlegen, dauerhaftes Schulschwänzen und Wegbleiben über Nacht). Die Lebenszeitprävalenz der Störung des Sozialverhaltens beträgt bei Jugendlichen in der Allgemeinbevölkerung 6,8 % (Merikangas et al., 2010).

Oppositionelles Trotzverhalten setzt üblicherweise etwa im zwölften Lebensjahr ein, wobei manchmal schon im Vorschulalter das oppositionelle und trotzige Verhalten beobachtbar ist (Burke et al., 2010). Bei den meisten betroffenen Kindern hält oppositionelles Trotzverhalten etwa sechs Jahre an. Mehr als 70 % der oppositionell trotzigen Kinder erfüllen die diagnostischen Kriterien in ihrem 18. Lebensjahr nicht mehr, und die meisten erfüllen auch niemals die diagnostischen Kriterien der Störung des Sozialverhaltens. Im Entwicklungsverlauf tritt oppositionelles Trotzverhalten komorbide mit Depression auf; zudem ist eine höhere Rate an Schulverweisen und in manchen Fällen auch ein höheres Risiko für die Störung des Sozialverhaltens auffällig (Biederman et al., 2008a).

Treten ADHS, oppositionelles Trotzverhalten und eine Störung des Sozialverhaltens gleichzeitig auf, dann besteht erhöhtes Risiko für Drogen- oder Alkoholmissbrauch, bipolare Störungen, Schulverweise, Verlust eines Arbeitsplatzes und Verurteilungen wegen Straftaten. Das zusätzliche Vorliegen einer Störung des Sozialverhaltens verdeutlicht immer eine besonders schwerwiegende Störung (Biederman et al., 2008a).

Wie ADHS, oppositionelles Trotzverhalten und Störung des Sozialverhaltens zusammenhängen

Auf den ersten Blick vermutet man beim oppositionellen Trotzverhalten eine Emotionsregulationsstörung, wie bei Angststörungen und Depression. Im Mittelpunkt dieser Störung stehen jedoch Verhaltensstörungen, die in dieser Stärke bei Ängsten und Depressionen üblich sind.

Oppositionelles Trotzverhalten ist durch ein wiederkehrendes Muster ungehemmter verbaler Ausbrüche und impulsiver Verhaltensweisen gekennzeichnet, was die Interaktionen mit Bezugspersonen (insbesondere Eltern, Lehrkräfte oder sonstige Erzieher) belastet. Bei der Störung des Sozialverhaltens ist die Problematik deutlich ernster und führt wahrscheinlicher zu massiven Strafen. Das ungehemmte Verhalten ist für die eigene Person und andere destruktiver und gefährlicher.

Shapiro (1965) beschrieb, wie impulsive Menschen ihren Launen folgen, ohne groß über das Ergebnis oder die potenziellen Konsequenzen ihres Verhaltens nachzudenken. Sie bedenken nicht, was passieren wird, wenn sie den Computer auf den Boden schmeißen oder einen Ladendiebstahl begehen oder zu schnell zu fahren, um schneller an ihr Ziel zu kommen.

Obwohl Menschen mit oppositionellem Trotzverhalten und/oder einer Störung des Sozialverhaltens in der Lage sind, ihre Ziele effektiv zu verfolgen, fehlt ihnen die exekutive Fähigkeit, Verhalten gut genug zu hemmen (selbst für ein paar Sekunden), um die potenziellen Konsequenzen abschätzen zu können. Sie möchten ihre eigenen Bedürfnisse befriedigen, das heißt, sie beachten dabei nicht hinreichend den direkten und langfristigen Kontext. In ihrem Arbeitsgedächtnis haben Bedenken keinen Platz, die sie daran hindern würden, ihren Launen und Impulsen zu folgen.

Shapiro (1965) merkte an, dass es impulsiven Menschen oft an langfristigen Interessen und Beziehungen, Zielen und Verpflichtungen mangelt. Er betont, dass Menschen normalerweise Frustrationen aushalten oder Impulse zumindest teilweise auf später verschieben können.

Impulsivität nicht hemmen oder das Verhalten auf später verschieben zu können, um die potenziellen Risiken abzuschätzen, kann man im Kontext auffälliger Exekutivfunktionen diskutieren. Angemessene Exekutivfunktionen beinhalten Inhibitionsfähigkeiten und tragen dazu bei, langfristige Bedenken zu überdenken, um Prioritäten zu setzen, die potenziell schädigendes Verhalten vermeiden helfen.

ADHS, Zwangsstörungen und Messie-Syndrom

Im DSM-IV wurden Zwangsstörungen als Angststörung klassifiziert. Dies beruhte auf der psychoanalytischen Annahme, dass zwanghaftes Verhalten dazu diente, die mit obsessiven Gedanken verbundenen Ängste zu neutralisieren. Eine Reihe Studien stellte diese Annahme jedoch infrage, indem sie zeigten, dass Zwangsstörungen hauptsächlich auf Ausfälle im kognitiven Bereich und der Verhaltensinhibition zurückzuführen sind.

Vier Kernsymptome der Zwangsstörungen sind unten aufgezählt; die Zahl in Klammern stellt den Prozentanteil der Varianz, die das Item in einer Faktorenanalyse der Zwangssymptome aufklärte (vgl. Leckman et al., 1997):

- Aggressives Verhalten gegenüber sich selbst oder anderen, sexuelle oder religiöse Obsessionen und damit verbundene Kontrollzwänge (30 %)
- Verlangen nach Symmetrie oder Genauigkeit, wiederholende Rituale, Zählen, Ordnungs-/Anordnungszwänge (13,8 %)
- Obsessionen mit Bakterien und Kontaminationen, Säuberungs- und Waschzwänge (10,2 %)
- Messie-Syndrom und Sammelzwänge (8,5 %)

Ähnliche Faktoren wurden von Stewart et al. (2007) veröffentlicht.

Neuere Studien belegten auch, dass die Zwangsstörung eine Vielzahl auffälliger Gedanken miteinschließt, wie etwa zwanghaftes Sorgen über gesundheitliche Probleme (Hypochondrie), übermäßiges Sorgen über die körperliche Erscheinung (Dysmorphophobie) oder zwanghaftes Verhalten, z. B. zwanghaftes Haareziehen (Trichotillomanie), zwanghaftes Kratzen und zwanghaftes Kauen an den Fingernägeln (Fineberg et al., 2011).

Selbstverständlich weisen auch gesunde Menschen sorgenvolle Gedanken und irrationale Verhaltensweisen auf, wobei die Unterschiede zwischen „normalen" und „zwanghaften" Kognitionen darin liegen, dass die Letzteren häufiger auftreten, intensiver sind und das Handeln im Alltag behindern. Zwanghafte Kognitionen kann man vermutlich am besten als ein Versagen darstellen, die Aufmerksamkeit abzulenken von diesen einengenden Gedanken und Aktivitäten (Chamberlain et al., 2005).

Zwangsstörungen kommen bei etwa 2 % bis 4 % aller Kinder und Jugendlichen sowie etwa 2 % bis 3 % der Erwachsenen in der Allgemeinbevölkerung vor. Zwangsstörungen sind komorbide mit vielen anderen psychischen Störungen. Kinder mit einer Zwangsstörung weisen eine Inzidenz der ADHS zwischen 6 % und 33 % auf (Geller & Brown, 2009; Geller et al., 2000, 2001; Storch et al., 2008).

In den letzten Jahren wurde das Messie-Syndrom als eine Form der Zwangsstörung erkannt. Eine Studie verglich 217 Erwachsene, die die neuen diagnostischen Kriterien des Messie-Syndroms erfüllten, mit 96 Teilnehmern, die die diagnostischen Kriterien der Zwangsstörung aufwiesen (ohne Anzeichen einer Messie-Symptomatik). Weniger als 20 % der Personen, die die diagnostischen Kriterien des Messie-Syndroms komplett aufwiesen, erfüllten auch die Kriterien der Zwangsstörung. Unter den Menschen mit einem Messie-Syndrom war die häufigste komorbide Störung die Depression; 50,7 % der Patienten mit Messie-Syndrom waren auch depressiv, während dies nur auf 33 % der Menschen mit einer Zwangsstörung zutraf. ADHS wurde bei 40 % der Messie-Syndrom-Patienten diagnostiziert, jedoch nur bei 9 % der Erwachsenen mit einer Zwangsstörung, ohne Anzeichen auf Messie-Syndrom.

Die neuen diagnostischen Kriterien des Messie-Syndroms umfassen:

- Es besteht die Schwierigkeit, sich von Besitztümern zu trennen oder diese wegzuwerfen, unabhängig vom eigentlichen Wert.
- Das Verhalten wird aufrechterhalten durch den Drang, die Gegenstände zu sichern, und durch Unwohlsein bei dem Gedanken, sie wegzuschmeißen.
- Die Symptome resultieren aus der Ansammlung an Besitztümern, die den Wohnbereich überladen und den eigentlichen Nutzen erheblich einschränken.
- Das Messie-Syndrom lässt sich nicht auf andere Krankheitsbilder zurückführen, z. B. Hirnverletzungen.
- Das Messie-Syndrom lässt sich nicht durch die Symptome einer anderen Störung im DSM-5 besser erklären.

Eine leicht modifizierte Version dieser Kriterien wurde in einer repräsentativen Stichprobe von über 2000 Menschen verwendet. In dieser Stichprobe erfüllten 5,8 % der Personen die diagnostischen Kriterien des Messie-Syndroms; es gab keine Unterschiede zwischen Männern und Frauen. Patienten des Messie-Syndroms kauften deutlich mehr ein, besorgten sich Gratisgegenstände und stahlen Gegenstände, die sie nicht brauchten. Perfektionismus, Entscheidungsschwierigkeiten und Prokrastination korrelierten deutlich mit dem Messie-Syndrom (Timpano et al., 2011).

Wie ADHS mit den Zwangsstörungen und dem Messie-Syndrom zusammenhängt

Menschen mit einer Zwangsstörung fokussieren sehr stark Details. Diese starke Aufmerksamkeitseinschränkung kann man mit einem schmalen Lichtstrahl einer Taschenlampe vergleichen, der zwar hilfreich sein kann, kleine Objekte zu erkennen, aber kontraproduktiv dafür ist, einen dunklen Raum komplett zu erleuchten.

Viele Menschen mit ADHS, die zudem eine Zwangsstörung haben, berichten, dass sie chronische Schwierigkeiten damit haben, ihren Fokus zu wechseln, und darin, von einer „Mikroansicht" zu einer „Makroansicht" zu gehen, und andersherum. In der Folge sehen sie oft den Wald vor lauter Bäumen nicht. Ähnliche Einschränkungen ergeben sich für die Gestaltung einer sozialen Interaktion. Hier konzentrieren sich Menschen mit einer Zwangsstörung zum Beispiel auf den verbalen Inhalt des Gespräches und übersehen dabei den nonverbalen Kontext, in dem das Gespräch stattfindet. Sie hören vielleicht die Wörter, aber nicht die subtilen Nuancen im Ton, nehmen die Mimik des Gesprächspartners nicht wahr oder andere nonverbale Verhaltensweisen, die manchmal wichtige Informationen vermitteln. Sie sind zu sehr auf den offensichtlichen Inhalt des Gesprochenen fokussiert und nehmen oft vorschnell an, dass sie verstehen, was der andere sagt, und benehmen sich daher ungeduldig gegenüber Menschen, die ihnen nicht präzise und knapp genug kommunizieren. Manchmal scheint es, als würden sie alle Konversationen in der Form kurzer Textnachrichten bevorzugen, die frei von Emotionen oder zusätzlichen Erläuterungen sind.

Shapiro (1965) bemerkte, dass Menschen mit einer Zwangsstörung nicht nur unflexibel sind, sondern sich oft auch so fühlen und so verhalten, als wären sie unter ständigem Druck, sich auf eine bestimmte Art und Weise zu benehmen.

Ein kennzeichnendes Merkmal einer Zwangsstörung bildet der Perfektionismus, eine komplexe Eigenschaft, die im DSM-IV explizit als Merkmal der Zwanghaften Persönlichkeitsstörung angegeben ist (Shafran & Mansell, 2001; Shafran et al., 2002; Ayearst et al., 2012). Auch bei Menschen, die gleichzeitig eine ADHS und Zwangsstörung aufweisen, tritt Perfektionismus zum Beispiel beim Bearbeiten von kognitiven Aufgaben auf. Viele Studierende mit beiden Störungen berichten, dass sie damit kämpfen, sich während der Vorlesungen Notizen zu machen, da sie chronische Aufmerksamkeitsprobleme und Schwierigkeiten mit dem Arbeitsgedächtnis haben. Der Perfektionismus zwingt sie, bei einem Fehler die falsche Lösung sofort zu entsorgen und erneut zu beginnen.

Ein weiteres ernstes Problem vieler Studierender mit einer ADHS und komorbider Zwangsstörung ergibt sich aus ihrer Unfähigkeit, einen Rohentwurf eines Essays zu verfassen und diesen dann zu überarbeiten. Sie fühlen sich dazu gedrängt, jeden Satz „genau richtig" klingen zu lassen, bevor sie mit dem nächsten weitermachen können. Dieser Prozess kann extrem zeitaufwendig sein und führt oft dazu, dass sie ihre Hausarbeiten bis zur Deadline nicht fertigbekommen oder das Projekt frustriert ganz aufgeben.

Menschen mit ADHS und komorbider Zwangsstörung fehlt es an der Fähigkeit, ihre Aufmerksamkeit flexibel an sich stetig ändernde Situationen anzupassen. Sie empfinden es ebenfalls als schwierig, sich schnell auf eine neue emotionale Situation im Kontakt mit anderen einzustellen.

Während manche Menschen mit ADHS ein Messie-Syndrom mit komorbider Zwangsstörung aufweisen, fand die bereits besprochene Studie von Frost, Steketee und Tolin (2011), dass 80 % der Messie-Syndrom-Patienten ihrer Stichprobe nicht zusätzlich eine Zwangsstörung hatten. Messie-Syndrom-Patienten haben Probleme beim Strukturieren und bei der Prioritätensetzung ihrer Besitztümer; sie sammeln alles, von wertlosem Müll bis zu extrem wertvollen Objekten; egal was es sei, es wird gleich bewertet und als wertvoll empfunden (Hartl et al., 2005). Es bestehen da auffällige Exekutivfunktionen im Bereich des Strukturierens und der Prioritätensetzung.

ADHS und Substanzmissbrauch

Im Gegensatz zu Angst-, Zwangs-, Depressions- und bipolaren Störungen steht beim Substanzmissbrauch die chemische Substanz im Mittelpunkt, die dem Körper verabreicht wird, um Stimmung, Gedankengänge und/oder soziale Interaktionen zu verändern. Durch die Beschaffung der chemischen Substanzen (Drogen) kommt der Betroffene mit einem neuen sozialen Umfeld in Kontakt, das massiv das Selbstverständnis der Betroffenen und seine soziale Umgebung (Familie, Freunde, Klassenkameraden oder Kollegen) verändert und belastet.

Substanzmissbrauch muss von dem Substanzgebrauch, der nicht gestört ist, abgegrenzt werden, da dieser die Gesundheit des Menschen nicht beschädigt. So ist die Einnahme verschriebener Medikamente keine Form eines Missbrauchs. Ein Diabetiker mag von Insulininjektionen abhängig werden; dies konstituiert aber keinen Substanzmissbrauch. Die sprachlichen Feinheiten zwischen „Abhängigkeit“ und „Missbrauch“ führten dazu, dass das DSM-5 nicht mehr von Substanzabhängigkeit, sondern von substanzbezogenen Störungen spricht.

Substanzmissbrauch bedeutet Suchtverhalten. Eine Drogensucht ist eine Störung, die durch ein großes Rückfallrisiko gekennzeichnet ist und durch:

- den Zwang, die Droge zu bekommen und einzunehmen
- den Kontrollverlust beim Abgrenzen der Einnahmemenge
- das Auftreten einer negativen Emotion (depressive Stimmung, Ängste, Reizbarkeit), die daraus resultiert, wenn der Zugang zur Droge nicht möglich ist

Obwohl ungefähr 15,6 % der Erwachsenen in den USA schon einmal Drogen konsumierten, werden nur 2,9 % von illegalen Drogen abhängig. Während knapp über 50 % der Erwachsenen gegenwärtig Alkohol konsumieren, erfüllen nur etwa 7,7 % dieser Menschen die Kriterien eines Alkoholmissbrauchs oder einer Alkoholabhängigkeit (Koob & Volkow, 2010).

Wenn die Substanzeinnahme zum Substanzmissbrauch wird, entwickelt sich ein Suchtverhalten. Dieses ist eng mit dem Belohnungssystem im Hirn verbunden. Häufig geht man davon aus, dass Sucht ein anhaltendes Verlangen nach Genuss darstellt, welches auf die Einnahme einer bestimmten Substanz abzielt. Diese vereinfachte These übersieht die Komplexitäten der Sucht, insbesondere ihre „dunkle Seite“, womit chronische Reizbarkeit, Depressionen, emotionaler Schmerz, Schlafstörungen und ein Wunsch nach natürlichen Belohnungen (Nestler, 2005) gemeint sind. Diese dunkle Seite tritt insbesondere im Entzug und nach exzessivem Gebrauch der süchtig machenden Droge auf und bleibt lange bestehen; entscheidend ist dabei das unstillbare Verlangen, die Droge wieder einzunehmen (Koob & Le Moal, 2010). Beim Versuch, die Sucht zu verstehen, ist es wichtig zu begreifen, dass Süchtige Drogen nehmen, um ihren Stress und ihre Schmerzen zu reduzieren.

Koob und Volkow (2010, S. 225–226) beschreiben die neurobiologischen Folgen einer Suchtentwicklung wie folgt:

> *Bildgebungsstudien belegen eine Neuprogrammierung der neuronalen Schaltkreise, die die folgenden Prozesse beeinflusst:*
>
> - *Belohnung und Motivation*
> - *Gedächtnis, Konditionierung und Habituation,*
> - *exekutive Funktion und Inhibitionskontrolle*
> - *Interozeption und Selbstwahrnehmung*
> - *Stress-Reaktivität.*
>
> *Diese Neuprogrammierung wird durch genetische, entwicklungs- und umweltbezogene Faktoren sowie deren Interaktionen beeinflusst, welche den Verlauf und den Schweregrad der Sucht bestimmen (Koob & Volkow, 2010, S. 225–226).*

Es gibt viele Hinweise, dass Menschen mit ADHS ein auf die Lebenszeit bezogenes höheres Risiko zur Entwicklung eines Substanzmissbrauchs besitzen. Datenanalysen, deren Ergebnisse in **Tabelle 6-6** enthalten sind, vergleichen Menschen mit und ohne ADHS.

Tabelle 6-6: Entwicklungsrisiko eines Substanzmissbrauchs für Menschen mit ADHS

Substanz	Studie 1	Studie 2
Nikotin	2,82	2,36
Alkohol	1,7	1,35
Marihuana	2,29	1,51
Kokain	2,05	NA
Psychoaktiver Drogenkonsum	NA	1,59
Allgemeine Störung des Drogenkonsums	2,64	3,48 (nicht alkoholisch)

Anmerkungen: Es ist das Quotenverhältnis aus mehreren Studien dargestellt, wobei 1,0 dieselbe Wahrscheinlichkeit und 2,0 eine doppelt so hohe Wahrscheinlichkeit wie die der Nicht-ADHS-Gruppe bedeutet.

Die Statistiken, die in **Tabelle 6-6** unter „Studie 1" dargelegt sind, basieren auf Stichproben von über 4000 Menschen mit ADHS und 6000 Menschen ohne ADHS (Durchschnittsalter: 18,9 Jahre; Lee et al., 2011). Die Daten unter „Studie 2" stammen aus einer Metaanalyse von 13 Studien zu Kindern mit und ohne ADHS, die bis ins frühe Erwachsenenalter begleitet wurden. Die Anzahl der Kinder variierte zwischen 600 und 3000, je nach den untersuchten Substanzen (Charach et al., 2011).

Eine Metaanalyse von 30 Studien mit über 4000 Jugendlichen und 2600 Erwachsenen, die aufgrund ihres Substanzmissbrauchs behandelt wurden, ergab, dass die ADHS-Prävalenz bei Jugendlichen bei 25,3 % und bei Erwachsenen bei 21 % lag (van Emmerik-van Oortmerssen et al., 2011). Diese Raten sind dreimal so hoch wie die Inzidenz der ADHS bei Jugendlichen in der Allgemeinbevölkerung der USA und fünfmal so hoch bei Erwachsenen (Merikangas et al., 2010; Kessler et al., 2006).

Die Auswirkungen von Substanzmissbrauch in Kombination mit einer ADHS können erheblich sein, insbesondere auf den schulischen Erfolg bezogen. Eine Studie mit einer Stichprobe aus den USA befragte über 29 000 Erwachsene und fand, dass ein unzureichender Schulabschluss bei unauffälligen Jugendlichen (18 Jahre) 15,2 %, bei psychisch kranken Jugendlichen 18,1 % und bei Jugendlichen mit Substanzmissbrauch 33,2 % betrug. Der Konsum von Tabak, Alkohol und illegalen Drogen sowie der Missbrauch von Tabak und illegalen Drogen korrelierte signifikant mit einem erhöhten Risiko für einen unzureichenden Schulabschluss bis zum 18. Lebensjahr. Diese Aussage bezieht sich auf Korrelationen, die separat für jede einzelne Droge berechnet wurden. Dieser Zusammenhang hängt jedoch vom Vorliegen einer Störung des Sozialverhaltens oder einer ADHS ab (Breslau et al., 2011).

Wie ADHS und Substanzmissbrauch zusammenhängen

Substanzmissbrauch hat einen negativen Einfluss auf viele Aspekte des Alltags, insbesondere die Ausbildung und die Erwerbstätigkeit. Breslau et al. (2011, S. 299) kommentierten die Daten ihrer oben beschriebenen großen Studie wie folgt:

> *Aufmerksamkeitsprobleme, die zur Zeit der Einschulung erkannt werden, beeinflussen den Schulerfolg (gemessen mit standardisierten Verfahren) am Ende der Grundschule und der Oberstufe. Vor allem für Schüler mit ADHS ergibt sich aus den unzureichenden Fähigkeiten, die bei Schulleistung nötig sind (das heißt Arbeitsgedächtnis, Verarbeitungsgeschwindigkeit, Organisieren von Informationen), möglicherweise ein kumulativer negativer Effekt. Diese schlechten Lernvoraussetzungen bewegen Kinder und Familien dazu, kein Abitur, sondern alternative berufliche Karrieren anzustreben.*

Breslau et al. (2011) zeigen auf, dass die ADHS und nicht die Störung des Sozialverhaltens für die schulischen Probleme hauptverantwortlich ist. Aus diesem Blickwinkel erscheint die ADHS als die zentrale Störung, die zu den erhöhten Raten der verfehlten Schullaufbahn bei Menschen mit psychischen Störungen oder Substanzmissbrauch verantwortlich ist.

Die Bedeutung der ADHS verdeutlicht auch eine Längsschnittstudie mit Kindern, die zwischen 13 und 18 Jahren in ihrer Entwicklung begleitet wurden (Molina & Pelham, 2003). Es wurden nicht bloß der Kontakt mit illegalen Substanzen, sondern auch die Häufigkeit und Mengen des Konsums untersucht. Die Ergebnisse belegen, dass eine ADHS in der Kindheit mit einem erhöhten Risiko von Alkoholkonsum und Alkoholmissbrauch verbunden war; zudem setzte ein besonders starker Konsum von Tabak und anderen Drogen früher ein. Molina und Pelham (2003) fanden auch heraus, dass die Aufmerksamkeitsprobleme der ADHS bessere Prädiktoren eines späteren Substanzmissbrauchs waren als das aggressive Verhalten in der Kindheit. Die Daten wiesen darauf hin, dass ADHS in der Kindheit einen genauso starken Risikofaktor für einen Substanzkonsum und Substanzmissbrauch darstellt wie ein familiärer Hintergrund, bei dem Fälle von Substanzmissbrauch besonders häufig auftraten.

Molina und Pelham (2003, S. 504) argumentierten wie folgt: „Offensichtlich sind die Aufmerksamkeitsprobleme die Wurzel der Verkettungen auf dem Weg zum Substanzmissbrauch. Die Aufmerksamkeitsprobleme beeinflussen den Substanzkonsum über vermittelnde Merkmale (z. B. schwache Schulleistungen, Probleme mit Gleichaltrigen) ... erst in einem zweiten Schritt wenden sich die Betroffenen von konventionellen Wertvorstellungen und Verhaltensweisen (inkl. einem guten Schulerfolg) ab und schließen sich einer nonkonformen Gruppe Gleichaltriger an, in denen ein Substanzmissbrauch toleriert und geformt wird.“

Für die Entwicklung des Missbrauchs spielt der soziale Kontext eine wichtige Rolle. Die Menschen, die exzessiv Drogen missbrauchen, ziehen sich oft aus vielen ihrer bisherigen sozialen Beziehungen zurück und verbringen mehr Zeit mit Menschen, mit denen sie übermäßig viele Drogen konsumieren können. In diesem sozialen Umfeld entwickeln sich auch neue Kontakte, über die sie einfacher an Drogen gelangen können, die legal für sie nicht erhältlich sind.

Das neue problembeladene soziale Umfeld eines Menschen, der an Substanzmissbrauch leidet, verhindert, dass er clean werden kann. Insbesondere für Jugendliche und junge Erwachsene stellt die Tatsache, dass man die Beziehungen zu früheren Freunden gekappt hat und einen Ruf als Junkie besitzt, eine Barriere dar, vom alten Freundeskreis wieder akzeptiert zu werden. Sich vom Drogenmissbrauch zu verabschieden, gelingt nicht, wenn der Süchtige in den sozialen Kontext zurückkehrt, in dem er zuvor Drogen genommen hat. Selbst nach einer langen Zeit der Abstinenz kann die soziale Umgebung, in der Drogen konsumiert werden, zu einer schnellen Wiederaufnahme des Drogenkonsums führen (Crombag et al., 2010). Liegt zudem eine ADHS vor, dann ist es – auch nach langer Abstinenz – besonders schwer, Drogen zu widerstehen. Dies hängt entscheidend mit der Inhibitionsschwäche und der Impulsivität der Menschen mit ADHS zusammen.

Neue Perspektiven zur Komorbidität zwischen der ADHS und Substanzmissbrauch bieten genetische Studien. Eine Forschungsgruppe des Medical Genetics Branch of the National Human Genome Research Institute hat Daten präsentiert, die ein gemeinsames genetisches Netzwerk darlegen, das dem Substanzmissbrauch, der ADHS, dem oppositionellem Trotzverhalten und der Störung des Sozialverhaltens zugrunde liegt. Viele dieser Gene unterstützen die Entwicklung neuraler Pfade, die die synaptische Übertragung und die Übertragung von Nervenimpulsen regeln (Arcos-Burgos et al., 2012).

ADHS und Autismus-Spektrum-Störungen

20 % bis 50 % der Kinder mit ADHS erfüllen auch die diagnostischen Kriterien einer Autismus-Spektrum-Störung, und 30 % bis 80 % der Kinder mit einer Autismus-Spektrum-Störung erfüllen ebenfalls die Kriterien der ADHS. Das DSM-5 wurde in der Weise modifiziert, dass jetzt eine kombinierte Diagnose ADHS und Autismus-Spektrum-Störung vergeben werden kann. Eine solche Komorbidität legten bereits ältere genetische Studien nahe (vgl. Reiersen et al., 2007; Rommelse et al., 2010).

Viele, aber nicht alle Menschen mit einer Autismus-Spektrum-Störung leiden zudem an einer Intelligenzminderung. Ein Review von 21 Studien ergab, dass der durchschnittliche Anteil an Menschen mit der Störung, die keine Intelligenzminderung hatten (IQ ≥ 70), circa 29,6 % betrug; manche dieser Menschen haben tatsächlich IQ-Werte im höheren Bereich (IQ ≥ 120). Etwa 29,3 % litten an milden bis moderaten Intelligenzminderungen (IQ zwischen 35 und 69), und circa 38 % hatten eine ernste bis tief greifende Intelligenzminderung (IQ ≤ 34) (Fombonne et al., 2005).

Die Autismus-Spektrum-Störung beinhaltet eine Vielfalt an unterschiedlichen Symptommustern, wobei die Kernsymptome dieser Störung erstens anhaltende, kontextunabhängige Defizite der sozialen Kommunikation und sozialen Interaktion darstellen und zweitens eingeschränkte, stereotype Verhaltensmuster, Interessen oder Aktivitäten kennzeichnend sind.

Eine Geburtskohortenstudie von über 5000 Kindern mit etwa gleicher Anzahl an Jungs und Mädchen, die von Geburt bis zum 17. Lebensjahr begleitet wurden, erhob mehrfach Störungen der sozialen Kommunikation, die typisch für die Autismus-Spektrum-Störung sind; zudem wurden Aufmerksamkeitsprobleme und Hyperaktivität erfasst (St. Pourcain et al., 2011).

Die Längsschnittanalyse ergab zwei unterschiedliche Verläufe der Merkmale der sozialen Kommunikation und vier Verläufe der ADHS-Symptome.

Merkmale der sozialen Kommunikation:

- 10 % der Kinder zeigten eine sehr auffällige Entwicklung, mit Defiziten in der sozialen Reziprozität, der verbalen und nonverbalen Kommunikation.
- 90 % der Kinder wiesen eine unauffällige Entwicklung auf.

Merkmale der ADHS-Symptomatik:

- 3,9 % der Kinder waren durch Symptome der Hyperaktivität-Unaufmerksamkeit gestört.
- 8,1 % der Kinder zeigten ein mittelgroßes Risiko, Symptome der Hyperaktivität-Unaufmerksamkeit zu entwickeln.
- 5,3 % der Kinder wiesen nur in der Kindheit Symptome der Hyperaktivität-Unaufmerksamkeit auf.
- 82,8 % der Kinder entwickelten sich weitgehend unauffällig.

Es gab erhebliche Überschneidungen zwischen den Kindern mit Merkmalen einer Autismus-Spektrum-Störung und Kindern mit Merkmalen einer ADHS. Über 80 % der Kinder mit einem hohen Risiko, Hyperaktivität-Unaufmerksamkeit-Symptome zu entwickeln, waren auch in der Hochrisikogruppe mit einer dauerhaft gestörten sozialen Kommunikation. Die meisten Kinder mit massiven sozialen Kommunikationsstörungen waren zudem in der dauerhaft gestörten (32,3 %) oder mittelschwer gestörten Gruppe mit Hyperaktivität-Unaufmerksamkeit-Symptomen (39 %) (St. Pourcain et al., 2011).

Die eben berichtete Studie verglich Symptome der beiden psychischen Störungen, nicht jedoch die Störungen selbst; so war die Diagnose einer ADHS oder einer Autismus-Spektrum-Störung kein Einschlusskriterium dieser Studie. Die Studie schloss jedoch alle Kinder mit einem IQ von unter 70 aus, womit ein großer Prozentanteil der Kinder, die sich möglicherweise für eine Diagnose einer Autismus-Spektrum-Störung eignen, ausgeschlossen wurde.

Insgesamt sind die sozialen Beziehungen von Kindern mit einer ADHS auffällig. In einer Studie von Hoza et al. (2005) wurden 165 Kinder mit ADHS zwischen sieben und neun Jahren mit 1298 Klassenkameraden verglichen. Die Studie ergab, dass Jungs und Mädchen mit ADHS deutlich weniger beliebt waren, weniger freundschaftliche Zweierbeziehungen hatten, weniger von den beliebten Klassenkameraden gemocht wurden und prinzipiell von ihren Klassenkameraden öfter abgelehnt wurden (52 % der ADHS-Kinder wurden abgelehnt). Dies zeigt sich schon im Alter von sieben Jahren und ist durch komorbide Störungen nicht erklärbar (Hoza et al., 2005).

Marton et al. (2009) untersuchten die Empathiefähigkeit von 50 Jungs und Mädchen mit ADHS und verglichen diese mit 42 unauffälligen Kindern. Empathie ist zentral, wenn es darum geht, soziale Beziehungen aufzubauen und aufrechtzuerhalten. Nach Elternberichten besitzen Kinder mit ADHS weniger Empathie als die Vergleichskinder (Marton et al., 2009).

Manchen Mangel an Empathie kann man durch die Intelligenz, Aufmerksamkeitsprobleme und sprachliche Kommunikationsprobleme erklären. In dieser Studie von Marton et al. (2009) litten etwa 60 % der Jungs mit ADHS an Problemen der sprachlichen Kommunikation. Darunter versteht man eine eingeschränkte Kommunikations- und Dialogfähigkeit. So zeigen Betroffene Schwierigkeiten beim Halten des Blickkontakts und beim Sprecherwechsel im Dialog. Zudem treten Defizite auf, die Gefühlslage des Gegenübers einzuschätzen und übertragene Bedeutungen zu verstehen; häufig beobachtet man auch Probleme beim Verständnis von längeren Gesprächsbeiträgen eines Kommunikationspartners (Tannock & Schachar, 1996).

Geurts und Embrechts (2008) zeigten, dass die beschriebenen sprachlich-kommunikativen Probleme bei Kindern mit ADHS besonders häufig auftreten. Bei Kindern mit einer Autismus-Spektrum-Störung sind diese Probleme in der Regel noch stärker ausgeprägt. Dies impliziert, dass die Unterschiede zwischen ADHS-Kindern und Kindern bei der Autismus-Spektrum-Störung eher quantitativ als qualitativ sind.

Es ist naheliegend, dass durch diese sprachlich-kommunikativen Probleme der Sozialkontakt von Kindern mit ADHS im Austausch mit Gleichaltrigen häufig misslingt (Nijmeijer et al., 2008). Nijmeijer et al. (2008) betonen, dass ein widriges soziales Umfeld und komorbide Störungen, wie etwa das oppositionelle Trotzverhalten, ebenfalls die Gestaltung eines befriedigenden Sozialkontaktes bei ADHS-Kindern erschweren. Besonders problematisch ist jedoch, wenn neben der ADHS eine komorbide Autismus-Spektrum-Störung besteht.

Wie ADHS und Autismus-Spektrum-Störungen zusammenhängen

Van der Meer et al. (2012) veröffentlichten eine Studie mit der Fragestellung: „Sind Autismus-Spektrum-Störung und ADHS unterschiedliche Formen derselben Störung?“ Auf der Basis einer großen Stichprobe fanden sie fünf Klassen, die sowohl überlappende und nicht überlappende Defizite aufwiesen, um diese beiden Störungen zu kennzeichnen.

So ist die Fähigkeit, andere Personen zu verstehen, zu kommunizieren und effektiv mit anderen zu interagieren, in vielen Lebensbereichen zentral. Diese Fähigkeiten entwickeln sich zunächst im Rahmen von Interaktionen mit Familienmitgliedern und anderen Bezugspersonen und entfalten sich dann nach und nach über Interaktionen mit Gleichaltrigen und anderen Menschen außerhalb der Familie. Zwischenmenschliche Fertigkeiten, die manchmal als „emotionale Intelligenz“ oder „soziale Intelligenz“ bezeichnet werden, sind zentral für den Austausch mit Lehrkräften und Arbeitgebern, Klassenkameraden, Kollegen und Freunden, aber auch für die Entwicklung und Aufrechterhaltung intimer Beziehungen. Goleman (1996) argumentierte, dass die emotionale und soziale Intelligenz eines Menschen möglicherweise viel wichtiger für den Erfolg im Leben (Ausbildung, Karriere, Familie) sei als kognitive Intelligenz.

Die als soziale oder emotionale Intelligenz bekannten Fähigkeiten sind eindeutig von der kognitiven Intelligenz, die mit IQ-Tests gemessen wird, abzugrenzen. Diese Fähigkeiten hängen entscheidend von den Exekutivfunktionen ab. Hierzu einige Beispiele:

- die Fähigkeit, sich auf eine neue Situation zu fokussieren, ohne übermäßig abgelenkt zu werden
- die Fähigkeit, den Fokus je nach den situativen Anforderungen zu verschieben
- die Fähigkeit, Informationen im Kopf zu behalten
- die Fähigkeit, relevante Erinnerungen aus früheren Erfahrungen aufzurufen und zu nutzen
- die Fähigkeit, übermäßig impulsive Reaktionen zu hemmen, um sich angemessen zu verhalten
- die Fähigkeit, den Ausdruck von Emotionen auf angemessene Weise zu regulieren
- die Fähigkeit, verbale und nonverbale Hinweise, die das Verhalten anderer Menschen kennzeichnen, zu erkennen

Aufgrund der sehr auffälligen Exekutivfunktionen bei Menschen mit ADHS ist es nicht verwunderlich, dass viele Menschen mit ADHS erhebliche Kommunikations- und Interaktionsprobleme aufweisen. Das bedeutet nicht, dass ADHS und die Autismus-Spektrum-Störung komplett überlappende Störungsbilder darstellen. Es gibt zwischen beiden Störungen Ähnlichkeiten und deutliche Unterschiede.

Nijmeijer et al. (2009) betonen, dass Kindern mit ADHS nicht das Interesse an anderen Menschen fehlt, sie es jedoch oft nicht schaffen, ihr Verhalten angemessen auf andere Menschen und auf sich ständig ändernde soziale Kontexte abzustimmen. Das entscheidende Merkmal einer großen Anzahl an Kindern mit ADHS kennzeichnet ihr mangelndes Verständnis für die Konsequenzen ihres Verhaltens im Kontakt mit anderen Menschen (Nijmeijer et al., 2009).

Kinder mit einer Autismus-Spektrum-Störung interessieren sich schon in den ersten Lebensjahren kaum für Interaktionen mit anderen Menschen. Schon mit zwölf Monaten kann man heute Kinder mit hohem Risiko einer Autismus-Spektrum-Störung identifizieren; ihre Aufmerksamkeit ist weniger auf den sozialen Austausch mit Menschen bezogen, und manchmal vermeiden sie Interaktionen mit einer anderen Person, indem sie nur Interesse an einem bestimmten Objekt signalisieren (Macari et al., 2012).

Trotz solcher Unterschiede gibt es eine Gruppe an Kindern mit ADHS, die die Merkmale einer Autismus-Spektrum-Störung zeigen, die nicht durch eine ADHS oder andere Symptome zu erklären sind. Der Prozentanteil solcher ADHS-Kinder liegt zwischen 13 % und 50 %. Bei vielen Menschen mit dieser kombinierten Problematik sind auch Symptome eines oppositionellen Trotzverhaltens zu erkennen, nicht aber schwerwiegende Symptome der ADHS oder von Angststörungen (Grzadzinski et al., 2011). Einige Studien (Ronald et al., 2008; Nijmeijer et al., 2009) weisen darauf hin, dass die Komorbidität von ADHS und der Autismus-Spektrum-Störung genetisch beeinflusst ist.

Die Studien von Grzadzinski et al. (2011) legen eine dimensionale Sicht zwischen Merkmalen der Autismus-Spektrum-Störung und Merkmalen der ADHS nahe. Dieses Konzept nimmt an, dass beide Merkmalcluster in unterschiedlichen Intensitäten vorkommen, die Ausprägung der Merkmale jedoch nicht für die Vergabe einer oder beider Störungen reicht (Grzadzinski et al., 2011).

Komorbiditäten zwischen ADHS und anderen Störungen

Nach Sonuga-Barke und Sergeant (2005, S. 104) belegen neueste klinische und neurowissenschaftliche Ergebnisse, dass die ADHS eine komplexe und heterogene Störung ist, die an der inneren Struktur dieser Störung und an ihrer Abgrenzung von anderen Störungen Zweifel aufkommen lässt.

Viele der Defizite im Bereich der Exekutivfunktionen treten nicht nur bei ADHS auf; manche Unterschiede zwischen ADHS und anderen Störungen sind möglicherweise eher *quantitativ* als *qualitativ* (Banaschewski et al., 2005, S. 136).

Eine quantitative Abgrenzung könnte wie folgt aussehen: Ein Mensch mit ADHS weist ernsthafte Probleme mit der Emotionsregulation, dem Anpacken von Aufgaben, im Arbeitsgedächtnis u. Ä. auf. In Fällen, in denen manche der Exekutivfunktionen stärkere Defizite zeigen, können auch weitere Störungen (z. B. bipolare Störung, oppositionelles Trotzverhalten) die Problematik zudem verschlimmern.

Auffälligkeiten in der sozialen Kommunikation könnten eine zusätzliche Diagnose einer Autismus-Spektrum-Störung verlangen. Sollten das Arbeitsgedächtnis und die Verarbeitungsgeschwindigkeit gestört sein, kann dies eine zusätzliche Diagnose einer Lese-Rechtschreib-Störung nötig machen.

Insgesamt schlug Brown (2009, S. 14) vor, eine ADHS als fundamentale psychische Störung anzusehen, da ein Mensch mit ADHS-bezogenen auffälligen Exekutivfunktionen ein besonders hohes Risiko für andere psychische Störungen besitzt. Man mag die ADHS mit chronischen Problemen des Betriebssystems eines Computers vergleichen, die verschiedene Programme und nicht nur ein bestimmtes Softwareprogramm betreffen. ADHS löst in der Regel zusätzliche Anpassungsprobleme aus. Vermutlich weist eine ADHS zudem eine erhöhte genetische Vulnerabilität für andere Störungen auf.

Eine ähnliche These vertritt der Neurowissenschaftler Joaquin Fuster, der dem Bereich Aufmerksamkeit eine entscheidende, fundamentale Rolle für mehrere, überlappende kognitiven Funktionen einräumt. So bilden Gedächtnis, Sprache und logisches Schlussfolgern spezielle kognitive Funktionen, die von Aufmerksamkeitsleistungen abhängen (Fuster, 2003, S. 16). Die Aufmerksamkeit dient allen anderen kognitiven Funktionen.

Literatur

Aagaard, L. & Hansen, E.H. (2011). Occurrence of adverse drug reactions reported for attention deficit hyperactivity disorder (ADHD) medications in the pediatric population: a qualitative review of empirical studies. *Neuropsychiatric Disease and Treatment, 7,* 729–744

Abikoff, H. (1985). Efficacy of cognitive training interventions in hyperactive children. *Clinical Psychology Review, 5,* 479–512. http://doi.org/10.1016/0272-7358(85)90005-4

Abikoff, H. & Gittelman, R. (1985). The normalizing effects of methylphenidate on the classroom behavior of ADHD children. *Journal of Abnormal Child Psychology, 13* (1), 33–44. http://doi.org/10.1007/BF00918370

Abikoff, H., Hechtman, L., Klein, R.G., Weiss, G., Fleiss, K., Etcovitch, J. et al. (2004a). Symptomatic improvement in children with ADHD treated with long-term methylphenidate and multi-modal psychosocial treatment. *Journal of the American Academy of Child & Adolescent Psychiatry, 43* (7), 802–811.

Abikoff, H., Hechtman, L., Klein, R.G., Gallagher, R., Fleiss, K., Etcovitch, J. et al. (2004b). Social functioning in children with ADHD treated with long-term methylphenidate and multi-modal psychosocial treatment. *Journal of the American Academy of Child & Adolescent Psychiatry, 43* (7), 820–829.

American Academy of Child and Adolescent Psychiatry. (1997). Practice parameters for the assessment and treatment of children, adolescents, and adults with Attention-Deficit/Hyperactivity Disorder. *Journal of the American Academy of Child & Adolescent Psychiatry, 36* (10, Supplement), 85–121.

American Academy of Child and Adolescent Psychiatry. (2002). Practice parameters for the use of stimulant medications in the treatment of children and adolescents. *Journal of the American Academy of Child & Adolescent Psychiatry, 41* (Supplement), 26–49.

American Academy of Child and Adolescent Psychiatry. (2007). Practice parameters for the assessment and treatment of children and adolescents with Attention-Deficit/Hyperactivity Disorder. *Journal of the American Academy of Child & Adolescent Psychiatry, 46* (7, Supplement), 894–921.

American Academy of Pediatrics. (2011). ADHD: Clinical practice guideline for the diagnosis, evaluation, and treatment of Attention-Deficit/Hyperactivity Disorder in children and adolescents. *Pediatrics, 128* (5), 1–16.

American Psychiatric Association. (1980). *Diagnostic and statistical manual of mental disorders* (3rd ed.). Washington, DC: American Psychiatric Association.

American Psychiatric Association. (1987). *Diagnostic and statistical manual of mental disorders* (3rd ed. revised). Washington, DC: American Psychiatric Association.

American Psychiatric Association. (1994). *Diagnostic and statistical manual of mental disorders* (4th ed.). Washington, DC: American Psychiatric Association.

American Psychiatric Association. (2000). *Diagnostic and statistical manual of mental disorders* (4th ed., text revision). Washington, DC: American Psychiatric Association.

Angold, A., Costello, E. J. & Erkanli, A. (1999). Comorbidity. *Journal of Child Psychology and Psychiatry, and Allied Disciplines, 40* (1), 57–87. http://doi.org/10.1111/1469-00424

Anmarkrud, O. & Braten, I. (2009). Motivation for reading comprehension. *Learning and Individual Differences, 19* (2), 252–256. http://doi.org/10.1016/j.lindif.2008.09.002

Antshel, K. A. & Barkley, R. A. (2008). Psychosocial interventions in Attention Deficit Hyperactivity Disorder. *Child and Adolescent Psychiatric Clinics of North America, 17* (2), 421–437. http://doi.org/10.1016/j.chc.2007.11.005

Antshel, K. M., Faraone, S. V. & Maglione, K. (2008). Temporal stability of ADHD in the high-IQ population: results from the MGH longitudinal family studies of ADHD. *Journal of the American Academy of Child & Adolescent Psychiatry, 47* (7), 817–825. http://doi.org/10.1097/CHI.0b013e318172eecf

Antshel, K. M., Faraone, S. V., Stallone, K., Nave, A., Kaufmann, F. A., Doyle, A. et al. (2007). Is attention deficit hyperactivity disorder a valid diagnosis in the presence of high IQ? Results from the MGH longitudinal family studies of ADHD. *Journal of Child Psychology and Psychiatry, 48* (7), 687–694.

Applegate, B., Lahey, B. B., Hart, E. L., Biederman, J., Hynd, G. W., Barkley, R. A. et al. (1997). Validity of the age-of-onset criterion for ADHD: A report from the DSM-IV field trials. *Journal of the American Academy of Child & Adolescent Psychiatry, 36* (9), 1121–1221. http://doi.org/10.1097/00004583-199709000-00013

Arcos-Burgos, M., Velez, J. I., Solomon, B. D. & Muenke, M. (2012). A common genetic network underlies substance use disorders and disruptive or externalizing disorders. *Human Genetics, 131* (6), 917–929. http://doi.org/10.1007/s00439-012-1164-4

Ardila, A., Pineda, D. & Rosselli, M. (2000). Correlation between intelligence test scores and executive function measures. *Archives of Clinical Neuropsychology, 15* (1),31–36. http://doi.org/10.1093/arclin/15.1.31

Arnold, L. E., Dementer, C., Mount, K., Frazier, T., Youngstrom, E., Fristad, M. et al. (2011). Pediatric bipolar spectrum disorder and ADHD: comparison and comorbidity in the LAMS clinical sample. *Bipolar Disorders, 13* (5–6), 509–521. http://doi.org/10.1111/j.1399-2011.00948.x

Arnsten, A. F. (2011). Catecholamine influences on dorsolateral prefrontal cortical networks. *Biological Psychiatry, 69* (12), e89–e99. http://doi.org/10.1016/j.biopsych.2011.01.027

Arnsten, A. F. & Li, B. (2005). Neurobiology of executive functions: Catecholamine influences on prefrontal cortical functions. *Biological Psychiatry, 57* (11), 1377–1384. http://doi.org/10.1016/j.biopsych.2004.08.019

Arnsten, A. F., Paspalas, C. D., Gamo, N. J., Yang, Y. & Wang, M. (2010). Dynamic network connectivity: A new form of neuroplasticity. *Trends in Cognitive Sciences, 14* (8), 365–375. http://doi.org/10.1016/j.tics.2010.05.003

Ayearst, L. E., Flett, G. L. & Hewitt, P. L. (2012). Where is multidimensional perfectionism in DSM-5? A question posed to the DSM-5 personality and personality disorders work group. *Personality Disorders: Theory, Research, and Treatment, 3* (4), 458–469. http://doi.org/10.1037/a0026354

Bäckman, L., Small, B.J., Wahlin, A. & Larsson, M. (2000). Cognitive functioning in very old age. In F.I.M. Craik & T.A. Salthouse (Eds.), *Handbook of aging and cognition* (2nd ed., pp. 499–558). Nahwah, NJ: Lawrence Erlbaum.

Baird, A.L., Coogan, A.N., Siddiqui, A., Donev, R.M. & Thome, J. (2011). Adult attention-deficit hyperactivity disorder is associated with alterations in circadian rhythms at the behavioral, endocrine and molecular levels. *Molecular Psychiatry,* 1–8.

Banaschewski, T., Hollis, C., Oosterlaan, J., Roeyers, H., Rubia, K., Willcutt, E. et al. (2005). Towards an understanding of unique and shared pathways in the psychopathophysiology of ADHD. *Developmental Science, 8* (2), 132–140. http://doi.org/10.1111/j.1467-2005.00400.x

Banerjee, T.D., Middleton, F. & Faraone, S.V. (2007). Environmental risk factors for attention-deficit hyperactivity disorder. *Acta Paediatrica, 96* (9), 1269–1274. http://doi.org/10.1111/j.1651-2007.00430.x

Barbaresi, W.J., Katusic, S.K., Colligan, R.C., Weaver, A.L. & Jacobsen, S.J. (2007a). Long-term school outcomes for children with Attention-Deficit/Hyperactivity Disorder: a population-based sample. *Journal of Developmental and Behavioral Pediatrics, 28* (4), 265–273.

Barbaresi, W.J., Katusic, S.K., Colligan, R.C., Weaver, A.L. & Jacobsen, S.J. (2007b). Modifiers of long-term school outcomes for children with Attention-Deficit/Hyperactity Disorder: Does stimulant medication make a difference? Results from a population-based study. *Journal of Developmental & Behavioral Pediatrics, 28* (4), 274–287.

Bargh, J.A. (2005). Bypassing the will: Toward demystifying the nonconscious control of social behavior. In R. Hassin, J. Uleman & J.A. Bargh (Eds.), *The New Unconscious.* New York: Oxford University Press.

Bargh, J.A. & Barndollar, K. (1995). Automaticity in action: The unconscious as repository of chronic goals and motives. In P.M. Gollwitzer & J.A. Bargh (Eds.), *The psychology of action: Linking cognition and motivation to behavior* (475–481). New York: Guilford Press.

Barkley, R.A. (1997). *ADHD and the nature of self-control.* New York: Guilford Press.

Barkley, R.A. (2006). *Attention-Deficit Hyperactivity Disorder: A handbook for diagnosis and treatment* (3rd ed.). New York: Guilford Press.

Barkley, R.A. (2010). Against the status quo: Revising the diagnostic criteria for ADHD. *Journal of the American Academy of Child & Adolescent Psychiatry, 49* (3), 205–206. http://doi.org/10.1097/00004583-201003000-00002

Barkley, R.A. (2011). *Barkley Deficits in Executive Function Scale (BDEFS).* New York: Guilford Press.

Barkley, R.A. (2012a). Distinguishing sluggish cognitive tempo from Attention-Deficit/Hyperactivity Disorder in adults. *Journal of Abnormal Psychology, 121* (4), 978–990.

Barkley, R.A. (2012b). *Executive functions: What they are, how they work, and why they evolved.* New York: Guilford Press.

Barkley, R.A. & Biederman, J. (1997). Toward a broader definition of the age-of-onset criterion for attention-deficit hyperactivity disorder. *Journal of the American Academy of Child & Adolescent Psychiatry, 36* (9), 1204–1210. http://doi.org/10.1097/00004583-199709000-00012

Barkley, R.A. & Brown, T.E. (2008). Unrecognized Attention-Deficit/Hyperactivity Disorder in adults presenting with other psychiatric disorders. *CNS spectrums, 13* (11), 977–984. http://doi.org/10.1017/S1092852900014036

Barkley, R.A. & Murphy, K.R. (2010). Impairment in occupational functioning and adult ADHD: The predictive utility of executive function (EF) ratings versus EF tests. *Archives of Clinical Neuropsychology, 25* (3), 157–173. http://doi.org/10.1093/arclin/acq014

Barkley, R.A., Murphy, K.R., DuPaul, G.I. & Bush, T. (2002). Driving in young adults with attention deficit hyperactivity disorder: Knowledge, performance, adverse outcomes, and the role of executive functioning. *Journal of International Neuropsychological Society, 8* (5), 665–672.

Barkley, R.A., Murphy, K.R. & Fischer, M. (2008). *ADHD in adults: What the science says.* New York: Guilford Press.

Bedard, A., Ickowicz, A., Logan, G.D., Hogg-Johnson, S., Schachar, R. & Tannock, R. (2003). Selective inhibition in children with Attention-Deficit Hyperactivity Disorder off and on stimulant medication. *Journal of Abnormal Child Psychology, 31* (3), 315–327. http://doi.org/10.1023/A:1023285614844

Bedard, A., Martinussen, R., Ickowicz, A. & Tannock, R. (2004). Methylphenidate improves visual-spatial memory in children with Attention-Deficit/Hyperactivity Disorder. *Journal of American Academy of Child & Adolescent Psychiatry, 43* (3), 260–268. http://doi.org/10.1097/00004583-200403000-00006

Berninger, V.W. & Richards, T.L. (2002). *Brain literacy for educators and psychologists.* San Diego, CA: Academic Press.

Biederman, J., Faraone, S.V., Mick, E. Spencer, T., Wilens, T., Kiely, K. et al. (1995). High risk for Attention Deficit Hyperactivity Disorder among children of parents with childhood onset of the disorder: A pilot study. *American Journal of Psychiatry, 152* (3), 431–435.

Biederman, J., Faraone, S.V., Mick, E., Williamson, S., Wilens, T.E., Spencer, T.J. et al. (1999). Clinical correlates of ADHD in females: Findings from a large group of girls ascertained from pediatric and psychiatric referral sources. *Journal of the American Academy of Child & Adolescent Psychiatry, 38* (8), 966–975.

Biederman, J., Faraone, S.V., Monuteaux, M.C., Bober, M. & Cadogen, E. (2004). Gender effects on Attention-Deficit/Hyperactivity disorder in adults, revisited. *Biological Psychiatry, 55* (7), 692–700. http://doi.org/10.1016/j.biopsych.2003.12.003

Biederman, J., Faraone, S.V., Spencer, T.J., Mick, E., Monuteaux, M.C. & Aleardi, M. (2006). Functional impairments in adults with self-reports of diagnosed ADHD: A controlled Study of 1001 Adults in the Community. *Journal of Clinical Psychiatry, 67* (4), 524–540.

Biederman, J., Petty, C.R., Day, H., Goldin, R.L., Spencer, T., Faraone, S.V. et al. (2012). Severity of aggression/anxietydepression/attention child behavior checklist profile discriminates between different levels of deficits in emotional regulation in youth with Attention-Deficit Hyperactivity Disorder. *Journal of Developmental and Behavioral Pediatrics, 33* (3), 236–243.

Biederman, J., Petty, C.R., Dolan, C., Hughes, S., Mick, E., Monuteaux, M.C. et al. (2008a). The long-term longitudinal course of oppositional defiant disorder and conduct disorder in ADHD boys: findings from a controlled year prospective longitudinal follow-up study. *Psychological Medicine, 38* (07), 1027–1036.

Biederman, J., Petty, C. R., Evans, M., Small, J. & Faraone, S. V. (2010a). How persistent is ADHD? A controlled 10-year follow-up study of boys with ADHD. *Psychiatry Research, 177* (3), 299–304.

Biederman, J., Petty, C.R., Fried, R., Black, S., Faneuil, A., Doyle, A.E. et al. (2008b). Discordance between psychometric testing and questionnaire-based definitions of executive function deficits in individuals with ADHD. *Journal of Attention Disorders, 12* (1), 92–102.

Biederman, J., Petty, C.R., Fried, R., Doyle, A.E., Mick, E., Aleardi, M. et al. (2008c). Utility of an abbreviated questionnaire to identify individuals with ADHD at risk for functional impairments. *Journal of Psychiatric Research, 42* (4), 304–310.

Biederman, J., Petty, C.R., Monuteaux, M.C., Fried, R., Byrne, D., Mirto, T. et al. (2010b). Adult psychiatric outcomes of girls with Attention Deficit Hyperactivity Disorder: year follow-up in a longitudinal casecontrol study. *American Journal of Psychiatry, 167* (4), 409–417.

Biederman, J., Petty, C.R., O'Connor, K.B., Hyder, L.L. & Faraone, S.V. (2011). Predictors of persistence in girls with attention deficit hyperactivity disorder: results from an year controlled follow-up study. *Acta Psychiatrica Scandinavica, 152* (2), 1–10.

Biederman, J., Spender, T.J., Monuteaux, M.C. & Faraone, S.V. (2010c). A naturalistic year prospective study of height and weight in children with Attention-Deficit Hyperactivity Disorder grown up: Sex and treatment effects. *Journal of Pediatrics, 157* (4), 635–640.

Booster, G.D., DuPaul, G.J., Eiraldi, R. & Power, T.J. (2012). Functional impairments in children with ADHD: Unique effects of age and comorbid status. *Journal of Attention Disorders, 16* (3), 179–189. http://doi.org/10.1177/1087054710383239

Bradley, C. (1937). Behavior of children receiving Benzedrine. *American Journal of Psychiatry, 94* (11), 577–585. http://doi.org/10.1176/ajp.94.3.577

Breslau, J., Miller, E., Chung, W.J. & Schweitzer, J.B. (2011). Childhood and adolescent onset psychiatric disorders, substance use, and failure to graduate high school on time. *Journal of Psychiatric Research, 45* (3), 295–301. http://doi.org/10.1016/j.jpsychires.2010.06.014

Britton, J., Lissek, S., Grillon, C., Norcross, M.A. & Pine, D.S. (2010). Development of anxiety: The role of threat appraisal and fear learning. *Depression and Anxiety, 28* (1),5–17.

Brown, T.E. (1996). *Brown Attention-Deficit Disorder Scales for Adolescents and Adults; Manual.* San Antonio, TX: Psychological Corporation.

Brown, T.E. (2000a). *Attention-deficit disorders and comorbidities in children, adolescents, and adults.* Washington, DC: American Psychiatric Press.

Brown, T.E. (2000b). Emerging understandings of Attention-Deficit/Hyperactivity Disorder and comorbidities. In T.E. Brown (Ed.), *Attention-deficit disorders and comorbidities in children, adolescents, and adults* (pp. 3–56). Washington, DC: American Psychiatric Publishing.

Brown, T.E. (2001). *Brown Attention-Deficit Disorder Scales for Children and Adolescents; Manual.* San Antonio, TX: Psychological Corporation.

Brown, T.E. (2005a). *Attention Deficit Disorder: The unfocused mind in children and adults.* New Haven, CT: Yale University Press.

Brown, T.E. (2005b). Circles inside squares: A graphic organizer to focus diagnostic formulations. *Journal of the American Academy of Child & Adolescent Psychiatry, 44* (12), 1309–1312.

Brown, T.E. (2009). Developmental complexities of attentional disorders. In T.E. Brown (Ed.), *ADHD Comorbidities Handbook for ADHD complications in children and adults* (pp. 3–22). Washington, DC: American Psychiatric Publishing.

Brown, T.E. (2011). Adult ADHD and mood disorders. In J.K. Buitelaar, C. Kan & P.J. Asherson (Eds.), *Adult ADHD and mood disorders* (pp. 121–129). Cambridge, U.K.: Cambridge University Press.

Brown, T.E., Brams, M., Gao, J., Gasior, M. & Childress, A. (2010). Open-label administration of lisdexamfetamine demesylate improves executive function impairments and symptoms of Attention-Deficit/Hyperactivity Disorder in adults. *Postgraduate Medicine, 122* (5), 7–17.

Brown, T.E., Brams, M., Gasior, M., Adeyi, B., Babcock, T., Dirks, B. et al. (2011a). Clinical utility of ADHD symptom thresholds to assess normalization of executive function with lisdexamfetaminedimesylate treatment in adults. *Current Medical Research and Opinion, 27* (2), 23–33.

Brown, T.E., Holdnack, J., Saylor, K., Adler, L., Spencer, T., Williams, D.W. et al. (2011b). Effect of atomoxetine on executive function in adults with ADHD. *Journal of Attention Disorders, 15* (2), 130–138.

Brown, T.E. & McMullen, W.J. (2001). Attention deficit disorders and sleep arousal disturbance. *Annals of the New York Academy of Sciences, 931,* 271–286. http://doi.org/10.1111/j.1749-2001.tb05784.x

Brown, T.E., Reichel, P.C. & Quinlan, D.M. (2009). Executive function impairments in high IQ adults with ADHD. *Journal of Attention Disorders, 13* (2), 161–167. http://doi.org/10.1177/1087054708326113

Brown, T.E., Reichel, P.C. & Quinlan, D.M. (2010, August). *Impairments of written expression in 13–25 year old students with ADHD.* Presented at annual meeting of American Psychological Association, San Diego, CA.

Brown, T.E., Reichel, P.C. & Quinlan, D.M. (2011c). Executive function impairments in high IQ children and adolescents with ADHD. *Open Journal of Psychiatry, 1,* 56–65.

Brown, T.E., Reichel, P.C. & Quinlan, D.M. (2011d). Extended time improves reading comprehension test scores for adolescents with ADHD. *Open Journal of Psychiatry, 1,* 79–87.

Brown, T.E., Sutton, V.K., Rogers, A. et al. (2005, May). *Atomoxetine alleviates executive function impairments in children with ADHD.* Presented at Annual Meeting of American Psychiatric Association, Atlanta, GA.

Burke, J.D., Waldman, I. & Lahey, B.B. (2010). Predictive validity of childhood Oppositional Defiant Disorder and Conduct Disorder: Implications for the DSM-V. *Journal of Abnormal Psychology, 119* (4), 739–751. http://doi.org/10.1037/a0019708

Burstein, M., He, J., Kattan, G., Albano, A.M., Avenevoli, S. & Merikangas, K.R. (2011). Social phobia and subtypes in the national comorbidity survey-adolescent supplement: Prevalence, correlates, and comorbidity. *Journal of the American Academy of Child & Adolescent Psychiatry, 50* (9), 870–880.

Bush, G. (2008). Neuroimaging of Attention Deficit Hyperactivity Disorder: Can new imaging findings be integrated in clinical practice? *Child and Adolescent Psychiatric Clinics of North America, 17* (2), 385–404.

Bush, G. (2009). Attention-Deficit/Hyperactivity Disorder and attention networks. *Neuropsychopharmacology, 35* (1), 278–300.

Caisley, H. & Müller, U. (2012). Adherence to medication in adults with attention deficit hyperactivity disorder and pro re nata dosing of stimulants: A systematic review. *European Psychiatry, 27* (5), 343–349. http://doi.org/10.1016/j.eurpsy.2012.01.002

Campbell, S.B. & von Stauffenberg, C. (2009). Delay and inhibition as early predictors of ADHD symptoms in third grade. *Journal of Abnormal Child Psychology, 37* (1), 1–15. http://doi.org/10.1007/s10802-008-9270-4

Canadian Attention Deficit Hyperactivity Disorder Resource Alliance. (2011). *Canadian ADHD Practice Guidelines* (3rd ed.). Toronto, ON: CADDRA. Verfügbar unter https://adhdlearning.caddra.ca/util/document_library?dc...=/adhdlearning/...

Carlson, C.L., Pelham, W.E., Swanson, J.M. & Wagner, J.L. (1991). A divided attention analysis of the effects of methylphenidate on the arithmetic performance of children with Attention-Deficit Hyperactivity Disorder. *Journal of Child Psychology and Psychiatry, 32* (3), 463–471.

Carretti, B., Borella, E., Cornoldi, C. & De Beni, R. (2009). Role of working memory in explaining the performance of individuals with specific reading comprehension difficulties: A meta-analysis. *Learning and Individual Differences, 19* (2), 246–251. http://doi.org/10.1016/j.lindif.2008.10.002

Casey, B.J., Somerville, L.H., Gotlib, I.H., Ayduk, O., Franklin, N.T., Askren, M.K. et al. (2011). Behavioral and neural correlates of delay of gratification 40 years later. *Proceedings of the National Academy of Sciences, 108* (36), 14998–15003. http://doi.org/10.1073/pnas.1108561108

Castellanos, F.X. & Tannock, R. (2002). Neuroscience of attention-deficit hyperactivity disorder: The search for endophenotypes. *Nature, 3* (8), 617–628. http://doi.org/10.1038/nrn896

Castellanos, F.X., Sonuga-Barke, E.J., Scheres, A., Di Martino, A., Hyde, C. & Walters, J.R. (2005). Varieties of Attention-Deficit/Hyperactivity Disorder-related intra-individual variability. *Biological Psychiatry, 57* (11),1416–1423. http://doi.org/10.1016/j.biopsych.2004.12.005

Centers for Disease Control and Prevention. (2010). Increasing prevalence of parentreported Attention-Deficit/Hyperactivity Disorder among children – United States , 2003–2007. *Morbidity and Mortality Weekly, 59* (44), 1439–1443. Retrieved November 12, 2010 from http://www.cdc.gov/mmwr

Chamberlain, S.R., Blackwell, A.D., Fineberg, N.A., Robbins, T.W. & Sahakian, B.J. (2005). The neuropsychology of obsessive compulsive disorder: the importance of failures in cognitive and behavioral inhibition as candidate endophenotypic markers. *Neuroscience and Biobehavioral Reviews, 29* (3), 399–419.

Charach, A., Yeung, E., Climans, T. & Lillie, E. (2011). Childhood Attention-Deficit/Hyperactivity Disorder and future substance use disorders: Comparative meta-analyses. *Journal of the American Academy of Child & Adolescent Psychiatry, 50* (1), 9–21. http://doi.org/10.1016/j.jaac.2010.09.019

Chelonis, J.J., Johnson, T.A., Ferguson, S.A., Berry, K.J., Kubacak, B., Edwards, M.C. et al. (2011). Effect of methylphenidate on motivation in children with Attention-Deficit/Hyperactivity Disorder. *Experimental and Clinical Psychopharmacology, 19* (2), 145–153.

Cloninger, C.R. (1999). A new conceptual paradigm from genetics and psychobiology for the science of mental health. *Australian & New Zealand Journal of Psychiatry, 33* (2), 174–186. http://doi.org/10.1046/j.1440-1999.00533.x

Cohen, M.J. (1997). *Children's memory scale*. San Antonio, TX: Psychological Corporation.

Connor, D., Steeber, J. & McBurnett, K. (2010). A review of Attention-Deficit/Hyperactivity Disorder complicated by symptoms of Oppositional Defiant Disorder or Conduct Disorder. *Journal of Developmental & Behavioral Pediatrics, 31* (5), 427–440. http://doi.org/10.1097/DBP.0b013e3181e121bd

Cools, R. & D'Esposito, M. (2011). Inverted-U-shaped dopamine actions on human working memory and cognitive control. *Biological Psychiatry, 2011* (69), e113–e125. http://doi.org/10.1016/j.biopsych.2011.03.028

Cooper, W.O., Habel, L.A., Sox, C.M., Chan, K.A., Arbogast, P.G., Cheetham, T.C. et al. (2011). ADHD drugs and serious cardiovascular events in children and young adults. *The New England Journal of Medicine, 365* (20), 1896–1904. http://doi.org/10.1056/NEJMoa1110212

Cortese, S., Faraone, S.V., Konofal, E. & Lecendreux, M. (2009). Sleep in children with Attention-Deficit/Hyperactivity Disorder: Meta-analysis of subjective and objective studies. *Journal of the American Academy of Child Adolescence and Psychiatry, 48* (9), 894–908.

Cortese, S., Kelly, C., Chabernaud, C., Proal, E., Di Martino, A., Milham, M.P. et al. (2012). Toward Systems Neuroscience of ADHD: A Meta-Analysis of 55 fMRI Studies. *American Journal of Psychiatry, 16* (10), 1038–1055. http://doi.org/10.1176/appi.ajp.2012.11101521

Cowen, E.L., Pederson, A., Babigian, H., Isso, L.D. & Trost, M.A. (1973). Long-term follow-up of early detected vulnerable children. J. *Consulting & Clinical Psychology, 41* (3), 438–446. http://doi.org/10.1037/h0035373

Craske, M., Rauch, S., Ursano, R., Prenoveau, J., Pine, D.S. & Zinbarg, R.E. (2009). What is an anxiety disorder? *Depression and Anxiety, 26* (12), 1066–1085.

Crombag, H.S., Bossert, J.M., Koya, E. & Shaham, Y. (2010). Context-induced relapse to drug seeking: A review. In T.W. Robbins, B.J. Everitt & D.J. Nutt (Eds.), *Neurobiology of Addiction: new vistas* (pp. 203–222). New York: Oxford University Press.

Das, D., Cherbuin, N., Butterworth, P., Anstey, K.J. & Easteal, S. (2012). A population-based study of Attention Deficit/Hyperactivity Disorder symptoms and associated impairment in middle-aged adults. *PLoS ONE, 7* (2), e31500.

Dawson, P. & Guare, R. (2004/2010). *Executive skills in children and adolescents* (2nd ed.). New York: Guilford Press.

DeCaro, M.S. & Beilock, S.L. (2010). Benefits and perils of attentional control. In B. Bruya (Ed.), *Effortless attention: A new perspective in the cognitive science of attention and action* (pp. 51–73). Cambridge, MA: MIT Press.

De Graaf, R., Kessler, R.C., Fayyad, J., ten Have, M., Alonso, J., Angermeyer, M. et al. (2008). The prevalence and effects of adult Attention-Deficit/Hyperactivity Disorder (ADHD) on the performance of workers: Results from the WHO World Mental Health Survey Initiative. *Occupational Environmental Medicine, 65* (12), 835–842.

Del Campo, N.D., Chamberlain, S.R., Sahakian, B.J. & Robbins, T.W. (2011). The roles of dopamine and noradrenaline in the pathophysiology and treatment of Attention-Deficit/Hyperactivity Disorder. *Biological Psychiatry, 69* (12), e145–e157.

Delis, D., Lansing, A., Houston, W.H., Wetter, S., Han, S.D. Jacobson, M. et al. (2007). Creativity lost: The importance of testing higher-level executive functions in school-age children and adolescents. *Journal of Psychoeducational Assessment, 25* (1), 29–40.

Deutsche Gesellschaft für Kinder- und Jugendpsychiatrie und Psychotherapie. (2007). *Leitlinien zur Diagnostik und Therapie von psychischen Störungen im Säuglings-, Kindes- und Jugendalter* (3. überarbeitete und erweiterte Aufl.). Köln: Deutscher Ärzte-Verlag.

Diamond, A. (2005). Attention-Deficit Disorder (Attention-Deficit/Hyperactivity Disorder without hyperactivity): A neurobiologically and behaviorally distinct disorder from Attention-Deficit/Hyperactivity Disorder (with hyperactivity). *Development and Psychopathology, 17* (3), 807–825.

Dickstein, S.G., Bannon, K., Castellanos, F.X. & Milham, M.P. (2006). The neural correlates of Attention Deficit Hyperactivity Disorder: An ALE meta-analysis. *Journal of Child Psychology and Psychiatry, 47* (10), 1051–1062. http://doi.org/10.1111/j.1469-2006.01671.x

Douglas, V.I. (1988). Cognitive deficits in children with Attention-Deficit Disorder with hyperactivity. In L.M. Bloomingdale & J. Sergeant (Eds.), *Attention Deficit Disorder: Criteria, cognition, intervention* (Supplement 5, pp. 65–81). [Book supplement to Journal of Child Psychology and Psychiatry]. New York: Pergamon Press.

Ducharme, S., Hudziak, J., Botteron, K., Albaugh, M.D., Nguyen, T.V., Karama, S. et al. (2012). Decreased regional cortical thickness and thinning rate are associated with inattention symptoms in healthy children. *Journal of the American Academy of Child & Adolescent Psychiatry, 51* (1), 18–27.

Eigsti, I., Zayas, V., Mischel, W., Shoda, Y., Ayduk, O., Dadlani, M.B. et al. (2006). Predicting cognitive control from preschool to late adolescence and young adulthood. *Psychological Science, 17* (6), 478–484. http://doi.org/10.1111/j.1467-2006.01732.x

Epperson, C.N., Pittman, B., Czarkowski, K.A., Epperson, C.N., Pittman, B., Czarkowski, K.A., Bradley, J., Quinlan, D.M. & Brown, T.E. (2011). Impact of amoxetine on subjective attention and memory difficulties in perimenopausal and postmenopausal women. *Menopause, 18* (5), 542–548.

Epstein, J.N., Casey, B.J., Tonev, S., Davidson, M.C., Reiss, A.L., Garrett, A. et al. (2007). ADHD and medication-related brain activation effects in concordantly affected parent-child dyads with ADHD. *Journal of Child Psychology and Psychiatry, 48* (9), 899–913.

Famularo, R., Kinscherff, R. & Fenton, T. (1992). Psychiatric diagnoses of maltreated children: Preliminary findings. *Journal of the American Academy of Child & Adolescent Psychiatry, 31* (5), 863–867. http://doi.org/10.1097/00004583-199209000-00013

Faraone, S.V. & Buitelaar, J. (2010). Comparing the efficacy of stimulants for ADHD in children and adolescents using meta-analysis. *European Child and Adolescent Psychiatry, 19,* 353–364. http://doi.org/10.1007/s00787-009-0054-3

Faraone, S.V. & Glatt, S.J. (2010). A comparison of the efficacy of medications for adult Attention-Deficit/Hyperactivity Disorder using meta-analysis of effect sizes. *Journal of Clinical Psychiatry, 71* (6), 754–763. http://doi.org/10.4088/JCP.08m04902pur

Faraone, S.V., Biederman, J., Chen, W.J., Krifcher, B., Keenan, K. & Moore, C. (1992). Segregation analysis of attention deficit hyperactivity disorder. *Psychiatric Genetics, 2,* 257–275. http://doi.org/10.1097/00041444-199210000-00004

Faraone, S.V., Biederman, J., Doyle, A., Murray, K., Petty, C., Adamson, J.J. et al. (2006a). Neuropsychological studies of late onset and subthreshold diagnoses of adult Attention-Deficit/Hyperactivity Disorder. *Biological Psychiatry, 60* (10), 1081–1087.

Faraone, S.V., Biederman, J., Mick, E., Williamson, S., Wilens, T., Spencer, T. et al. (2000). Family study of girls with Attention Deficit Hyperactivity Disorder. *American Journal of Psychiatry, 157* (7), 1077–1083. http://doi.org/10.1176/appi.ajp.157.7.1077

Faraone, S.V., Biederman, J. & Mick, E. (2006b). The age-dependent decline of attention deficit hyperactivity disorder: A meta-analysis of follow-up studies. *Psychological Medicine, 36* (2), 159–165.

Faraone, S.V., Biederman, J., Morley, C.P. & Spencer, T.J. (2008). Effect of stimulants on height and weight: A review of the literature. *Journal of the American Academy of Child & Adolescent Psychiatry, 47* (9), 994–1009. http://doi.org/10.1097/CHI.0b013e31817e0ea7

Faraone, S.V., Biederman, J., Spencer, T. & Aleardi, M. (2006c). Comparing the efficacy of medications for ADHD using meta-analysis. *MedScape General Medicine, 8* (4), 4.

Faraone, S.V., Biederman, J., Spencer, T., Mick, E., Murray, K., Petty, C. et al. (2006d). Diagnosing adult Attention Deficit Hyperactivity Disorder: Are late onset and subthreshold diagnoses valid? *American Journal of Psychiatry, 163* (10), 1720–1729.

Faraone, S.V., Biederman, J. & Spencer, T. (2010). Diagnostic efficiency of symptoms for identifying adult Attention-Deficit/Hyperactivity Disorder. *Journal of ADHD & Related Disorders, 1* (2), 38–48.

Faraone, S.V., Perlis, R.H., Doyle, A., Smoller, J.W., Goralnick, J.J., Holmgren, M.A. et al. (2005). Molecular genetics of attention deficit/hyperactivity disorder. *Biological Psychiatry, 57* (11), 1313–1323. http://doi.org/10.1016/j.biopsych.2004.11.024

Fassbender, C., Zhang, H., Buzy, W.M., Cortes, C.R., Mizuiri, D., Beckett, L. et al. (2009). A lack of default network suppression is linked to increased distractibility in ADHD. *Brain Research, 1273,* 114–128. http://doi.org/10.1016/j.brainres.2009.02.070

Fineberg, N.A., Saxena, S., Zohar, J. & Craig, K.J. (2011). Obsessive-Compulsive Disorder: boundary issues. In E. Hollander (Ed.), *Obsessive-compulsive disorders: Refining the research agenda for DSM-V* (pp. 1–32). Washington, DC: American Psychiatric Association.

Fischer, A.G., Bau, C.H., Grevet, E.H., Salgado, C.A., Victor, M.M., Kalil, K.L. et al. (2007). The role of comorbid major depressive disorder in the clinical presentation of adult ADHD. *Journal of Psychiatric Research, 41* (42), 991–996. http://doi.org/10.1016/j.jpsychires.2006.09.008

Fombonne, E. (2005). Epidemiological Studies of Pervasive Developmental Disorders. In F.R. Volkmar, R. Paul, A. Klin & D. Cohen (Eds.), *Handbook of Autism and pervasive developmental disorders* (3rd ed., pp. 42–69). Hoboken, NJ: Wiley.

Frazier, T.W., Demaree, H.A. & Youngstrom, E.A. (2004). Meta-analysis of intellectual and neuropsychological test performance in Attention-Deficit/Hyperactivity Disorder. *Neuropsychology, 18* (3), 543–555. http://doi.org/10.1037/0894-18.3.543

Frazier, T.W., Youngstrom, E.A., Glutting, J.J. & Watkins, M.W. (2007). ADHD and achievement: Meta-analysis of the child, adolescent, and adult literatures and a concomitant study with college students. *Journal of Learning Disabilities, 40* (1), 49–65. http://doi.org/10.1177/00222194070400010401

Froehlich, T.E., Lamphear, B.P., Epstein, J.N., Barbaresi, W.J., Katusic, S.K. & Kahn, R.S. (2007). Prevalence, recognition, and treatment of Attention-Deficit/Hyperactivity Disorder in a national sample of U.S. children. *Archives of Pediatric Adolescent Medicine, 161* (9), 857–864. http://doi.org/10.1001/archpedi.161.9.857

Frost, R.O., Steketee, G. & Tolin, D.F. (2011). Comorbidity in hoarding disorder. *Depression and Anxiety, 28* (19), 876–884. http://doi.org/10.1002/da.20861

Fuster, J.M. (2003). *Cortex and mind: Unifying cognition*. Oxford, U.K.: Oxford University Press.

Gau, S.S. & Chiang, H.L. (2009). Sleep problems and disorders among adolescents with persistent and subthreshold Attention-Deficit/Hyperactivity Disorders. *Sleep, 32* (5), 671–679. http://doi.org/10.1093/sleep/32.5.671

Gaub, M. & Carlson, C.L. (1997). Gender differences in ADHD: A meta-analysis and critical review. *Journal of the American Academy of Child & Adolescent Psychiatry, 36* (8), 1036–1045. http://doi.org/10.1097/00004583-199708000-00011

Geller, D.A. & Brown, T.E. (2009). ADHD with Obsessive-Compulsive Disorder. In T.E. Brown (Ed.), *ADHD comorbidities: Handbook for ADHD complications in children and adults* (pp. 177–187). Washington, DC: American Psychiatric Publishing.

Geller, D.A., Biederman, J., Faraone, S.V., Frazier, J., Coffey, B.J., Kim, G. et al. (2000). Clinical correlates of obsessive compulsive disorder in children and adolescents referred to specialized and non-specialized clinical settings. *Depression and Anxiety, 11,* 163–168.

Geller, D.A., Biederman, J., Faraone, S.V., Agranat, A., Cradock, K., Hagermoser, L. et al. (2001). Developmental aspects of obsessive compulsive disorder: Findings in children, adolescents, and adults. *The Journal of Nervous and Mental Disease, 189* (7), 471–477.

Geurts, H.M. & Embrechts, M. (2008). Language profiles in ASD, SLI, and ADHD. *Journal of Autism and Developmental Disorders, 38* (19), 1931–1943. http://doi.org/10.1007/s10803-008-0587-1

Gioia, G., Isquith, P.K., Guy, S.C. & Kenworthy, L. (2000). *BRIEF: Behavior rating inventory of executive function; Parent form.* Lutz, FL: Psychological Assessment Resources.

Golan, N., Shahar, E., Ravid, S. & Pillar, G. (2004). Sleep disorders and daytime sleepiness in children with Attention-Deficit/Hyperactive Disorder. *Sleep, 27* (2), 261–266. http://doi.org/10.1093/sleep/27.2.261

Goleman, D. (1996). *Emotional intelligence: Why it can matter more than IQ.* London: Bloomsbury Press.

Greenhill, L.L., Kollins, S. & Abikoff, H. (2006). Efficacy and safety of immediate-release methylphenidate treatment for preschoolers with ADHD. *Journal of the American Academy of Child & Adolescent Psychiatry, 45* (11), 1284–1293. http://doi.org/10.1097/01.chi.0000235077.32661.61

Grzadzinski, R., Martino, A.D., Brady, E., Mairena, M.A., O'Neale, M., Petkova, E. et al. (2011). Examining Autistic traits in children with ADHD: Does the Autism Spectrum extend to ADHD? *Journal of Autism and Developmental Disorders, 41* (9), 1178–1191.

Guy, S.C., Isquith, P.K. & Gioia, G.A. (2004). *BRIEF-SR: behavior rating inventory of executive function-self-report version: professional manual.* Lutz, FL: Psychological Assessment Resources.

Habel, L.A., Cooper, W.O., Sox, C.M., Chan, K.A., Fireman, B.H., Arbogast, P.G. et al. (2011). ADHD medications and risks of serious cardiovascular events in young and middle-aged adults. *JAMA, 306* (24), 2673–2683. http://doi.org/10.1001/jama.2011.1830

Halmoy, A., Klungsoyr, K., Skjaerven, R. & Haavik, J. (2012). Pre- and perinatal risk factors in adults with Attention-Deficit/Hyperactivity Disorder. *Biological Psychiatry, 71* (5), 474–481. http://doi.org/10.1016/j.biopsych.2011.11.013

Hartl, T.L., Duffany, S.R., Allen, G.J., Steketee, G. & Frost, R.O. (2005). Relationships among compulsive hoarding, trauma, and Attention-Deficit/Hyperactivity Disorder. *Behavior Research and Therapy, 43* (2), 269–276. http://doi.org/10.1016/j.brat.2004.02.002

Heaton, R.K. (1981). *Wisconsin Card-Sorting Test Manual.* Odessa, FL: Psychological Assessment Resources.

Hechtman, L., Abikoff, H., Klein, R.G., Greenfield, B. Etcovitch, J., Cousins, L. et al. (2004a). Children with ADHD treated with longterm methylphenidate and multimodal psychosocial treatment: Impact on parental practices. *Journal of the American Academy of Child & Adolescent Psychiatry, 43* (7), 830–838.

Hechtman, L., Abikoff, H., Klein, R.G., Weiss, G., Respitz, C., Kouri, J. et al. (2004b). Academic achievement and emotional status of children with ADHD treated with long-term methylphenidate and multimodal psychosocial treatment. *Journal of the American Academy of Child & Adolescent Psychiatry, 43* (7), 812–819.

Heiligenstein, E., Guenther, G., Levy, A., Savino, F. & Fulwiler, J. (1999). Psychological and academic functioning in college students with Attention Deficit Hyperactivity Disorder. *Journal of American College Health, 47* (4), 181–185. http://doi.org/10.1080/07448489909595644

Hervey, A.S., Epstein, J.N. & Curry, J.F. (2004). Neuropsychology of adults with Attention-Deficit/Hyperactivity Disorder: A meta-analytic review. *Neuropsychology, 18* (3), 485–503. http://doi.org/10.1037/0894-18.3.485

Hinshaw, S.P. (2002). Preadolescent girls with Attention-Deficit/Hyperactivity Disorder: I. Background characteristics, comorbidity, cognitive and social functioning, and parenting practices. *Journal of Consulting and Clinical Psychology, 70* (5), 1086–1098.

Hinshaw, S.P. (2009). Psychosocial interventions for ADHD and comorbidities. In T.E. Brown (Ed.), *ADHD comorbidities: Handbook for ADHD complications in children and adults* (pp. 385–398). Washington, DC: American Psychiatric Publishing.

Hinshaw, S.P., Carte, E.T., Fan, C., Jassy, J.S. & Owens, E.B. (2007). Neuropsychological functioning of girls with Attention-Deficit/Hyperactivity Disorder followed prospectively into adolescence: Evidence for continuing deficits. *Neuropsychology, 21* (2), 263–273. http://doi.org/10.1037/0894-21.2.263

Hinshaw, S.P., Carte, E.T., Sami, N., Treuting, J.J. & Zupan, B.A. (2002). Preadolescent girls with Attention-Deficit/Hyperactivity Disorder: II. Neuropsychological performance in relation to subtypes and individual classification. *Journal of Consulting and Clinical Psychology, 70* (5), 1099–1111.

Hinshaw, S.P., Owens, E.B., Zalecki, C., Huggins, S.P., Montenegro-Nevado, A.J., Schrodeck, E. et al. (2012). Prospective follow-up of girls with Attention-Deficit/Hyperactivity Disorder into early adulthood: Continuing impairment includes elevated risk for suicide attempts and self-injury. *Journal of Consulting and Clinical Psychology, 80* (6), 1041–1051.

Hoza, B. (2007). Peer functioning in children with ADHD. *Ambulatory Pediatrics, 7,* 101–106. http://doi.org/10.1016/j.ambp.2006.04.011

Hoza, B., Mrug, S., Gerdes, A.C., Hinshaw, S.P., Bukowski, W.M., Gold, J.A. et al. (2005). What aspects of peer relationships are impaired in children with Attention Deficit/Hyperactivity Disorder? *Journal of Consulting and Clinical Psychology, 73* (3), 411–423.

Huang-Pollock, C., Karalunas, S.L., Tam, H. & Moore, A.N. (2012). Evaluating vigilance deficits in ADHD: A meta-analysis of CPT performance. *Journal of Abnormal Psychology, 121* (2), 360–371. http://doi.org/10.1037/a0027205

Iversen, L. (2008). *Speed, Ecstasy, Ritalin: The Science of Amphetamines*. Oxford, U.K.: Oxford University Press. http://doi.org/10.1093/acprof:oso/9780198530909.001.0001

Jensen, P.S. (2004). *Making the system work for your child with ADHD*. New York: Guilford Press.

Jensen, P.S., Abikoff, H. & Brown, T.E. (2009). Tailoring treatments for individuals with ADHD and their families. In T.E. Brown (Ed.), *ADHD comorbidities: Handbook for ADHD complications in children and adults,* (pp. 415–428). Washington, DC: American Psychiatric Publishing.

Jensen, P.S., Hinshaw, S.P., Kraemer, H.C., Lenora, N., Newcorn, J.H., Abikoff, H.B. et al. (2001). ADHD comorbidity findings from the MTA study: Comparing comorbid subgroups. *Journal of the American Academy of Child & Adolescent Psychiatry, 40* (2), 147–158. http://doi.org/10.1097/00004583-200102000-00009

Kahneman, D. (2011). *Thinking, fast and slow*. New York: Farrar, Straus and Giroux.

Katusic, M.Z., Voigt, R.G., Colligan, R.C., Weaver, A.L., Homan, K.J. & Barbaresi, W.J. (2011). Attention-Deficit Hyperactivity Disorder in children with high intelligence quotient: Results from a population-based study. *Journal of Developmental Behavioral Pediatrics, 32* (2), 103–109.

Kent, K.M., Pelham, W.E., Molina, B.S., Sibley, M.H., Waschbusch, D.A., Yu, J. et al. (2011). The academic experience of male high school students with ADHD. *Journal of Abnormal Child Psychology, 39* (3), 451–462. http://doi.org/10.1007/s10802-010-9472-4

Kendell, R. & Jablensky, A. (2003). Distinguishing between the validity and utility of psychiatric diagnoses. *American Journal of Psychiatry, 160* (1), 4–12. http://doi.org/10.1176/appi.ajp.160.1.4

Kessler, R.C., Adler, L., Barkley, R., Biederman, J., Conners, C.K., Demler, O. et al. (2006). The prevalence and correlates of adult ADHD in the United States: Results from the National Comorbidity Survey Replication. *American Journal of Psychiatry, 163* (4), 716–723. http://doi.org/10.1176/ajp.2006.163.4.716

Kessler, R.C., Adler, L.A., Barkley, R., Biederman, J., Conners, C.K., Faraone, S.V. et al. (2005). Patterns and predictors of attention-deficit/hyperactivity disorder persistence into adulthood: Results from the National Comorbidity Survey Replication. *Biological Psychiatry, 57* (11), 1442–1451.

Kessler, R.C., Green, J.G., Adler, L.A., Barkley, R.A., Chatterji, S., Faraone, S.V. et al. (2010). Structure and diagnosis of Adult Attention-Deficit/Hyperactivity: Analysis of expanded symptom criteria from the adult ADHD clinical diagnostic scale. *Archives of General Psychiatry, 67* (11), 1168–1178.

Kollins, S., Greenhill, L.L. & Swanson, J. (2006). Rationale, design, and methods of the Preschool ADHD Treatment Study (PATS). *Journal of the American Academy of Child & Adolescent Psychiatry, 45* (11), 1275–1283. http://doi.org/10.1097/01.chi.0000235074.86919.dc

Konrad, K. & Eickhoff, S.B. (2010). Is the ADHD brain wired differently? A review on structural and functional connectivity in Attention Deficit Hyperactivity Disorder. *Human Brain Mapping, 31* (6), 904–916. http://doi.org/10.1002/hbm.21058

Konrad, K., Dielentheis, T.F., El Masri, D., Bayerl, M., Fehr, C., Gesierich, T. et al. (2010). Disturbed structural connectivity is related to inattention and impulsivity in adult attention deficit hyperactivity disorder. *European Journal of Neuroscience, 31* (5), 912–919.

Konrad, K., Neufang, S., Fink, G.R. & Herpertz-Dahlmann, B. (2007). Long-term effects of methylphenidate on neural networks associated with executive attention in children with ADHD: Results from a longitudinal functional MRI study. *Journal of the American Academy of Child & Adolescent Psychiatry, 46* (12), 1633–1641.

Koob, G.F. & Le Moal, M. (2010). Neurobiological mechanisms for opponent motivational processes in addiction. In T.W. Robbins, B.J. Everitt & D.J. Nutt (Eds.), *Neurobiology of Addiction: New Vistas* (pp. 7–23).New York: Oxford University Press.

Koob, G. & Volkow, N. (2010). Neurocircuitry of addiction. *Neuropsychopharmacology, 35* (1), 217–238. http://doi.org/10.1038/npp.2009.110

Lahey, B.B., Loeber, R., Burke, J., Rathouz, P.J. & McBurnett, K. (2002). Waxing and waning in concert: Dynamic comorbidity of conduct disorder with other disruptive and emotional problems over 17 years among clinic-referred boys. *Journal of Abnormal Psychology, 111* (4), 556–567.

Larson, K., Russ, S.A., Kahn, R.S. & Halfon, N. (2011). Patterns of comorbidity, functioning, and service use for US children with ADHD. *Pediatrics, 127* (3), 462–470.

Larsson, H., Dilshad, R., Lichtenstein, P. & Barker, ED. (2011). Developmental trajectories of DSM-IV symptoms of attention-deficit/hyperactivity disorder: genetic effects, family risk and associated psychopathology. *Journal of Child Psychology and Psychiatry, 52* (9), 954–963.

Latham, P.S. & Latham, P.H. (2007). *Learning disabilities/ADHD and the law in higher education and employment*. Washington, DC: JKL Communications.

Lecendreux, M., Konofal, E., Bouvard, M., Falissard, B. & Mouren-Siméoni, M.C. (2000). Sleep and alertness in children with ADHD. *Journal of Child Psychology and Psychiatry, 41* (6), 803–812. http://doi.org/10.1111/1469-00667

Leckman, J.F., Grice, D.E., Boardman, J., Zhang, H., Vitale, A., Bondi, C. et al. (1997). Symptoms of Obsessive-Compulsive Disorder. *American Journal of Psychiatry, 154* (7), 911–917.

Lee, S.S., Humphreys, K.L., Flory, K., Liu, R. & Glass, K. (2011). Prospective association of childhood Attention-Deficit/Hyperactivity Disorder (ADHD) and substance use and abuse dependence: A meta-analytic review. *Clinical Psychology Review, 31* (3), 328–341. http://doi.org/10.1016/j.cpr.2011.01.006

Leibenluft, E. (2011). Severe mood dysregulation, irritability, and the diagnostic boundaries of Bipolar Disorder in youths. *American Journal of Psychiatry, 168* (2), 129–142. http://doi.org/10.1176/appi.ajp.2010.10050766

Levy, F. (2004). Synaptic gating and ADHD: A biological theory of comorbidity of ADHD and anxiety. *Neuropsychopharmacology, 29* (9), 1589–1596. http://doi.org/10.1038/sj.npp.1300469

Lewinsohn, P.M., Shankman, S.A., Gau, J.M. & Klein, D.N. (2004). The prevalence and co-morbidity of subthreshold psychiatric conditions. *Psychological Medicine, 34* (4), 613–622. http://doi.org/10.1017/S0033291703001466

Lezak, M.D., Howieson, D.B., Loring, D.W. (2004). *Neuropsychological Assessment* (4th ed.). New York: Oxford University Press.

Liddle, E.B., Hollis, C., Batty, M.J., Groom, M.J., Totman, J.J., Liotti, M. et al. (2011). Task-related default mode network modulation and inhibitory control in ADHD: Effects of motivation and methylphenidate. *Journal of Child Psychology and Psychiatry, 52* (7), 761–771.

Lowe, C. & Rabbitt, P. (1997). Cognitive models of ageing and frontal lobe deficits. In P. Rabbitt (Ed.), *Methodology of frontal and executive function* (pp. 39–60). Hove, UK: Psychology Press Publishers.

Luman, M., Oosterlaan, J., Sergeant, J.A. (2005). The impact of reinforcement contingencies on AD/HD: A review and theoretical appraisal. *Clinical Psychology Review, 25* (2), 183–213. http://doi.org/10.1016/j.cpr.2004.11.001

Macari, S.L., Campbell, D., Gengoux, G.W., Saulnier, C.A., Klin, A.J. & Chawarska, K. (2012). Predicting developmental status from 12 to 24 months in infants at risk for Autism Spectrum Disorder: A preliminary report. *Journal of Autism and Developmental Disorders, 42* (12), 2636–2647.

Manor, I., Rozen, S., Zemishlani, Z., Weizman, A. & Zalsman, G. (2011). When does it end? Attention-Deficit/Hyperactivity Disorder in the middle aged and older populations. *Clinical Neuropharmacology, 34* (4), 148–154. http://doi.org/10.1097/WNF.0b013e3182206dc1

Marner, L., Nyengaard, J. R., Tang, Y. & Pakkenberg, B. (2003). Marked loss of myelinated nerve fibres in the human brain with age. *Journal of Comparative Neurology, 462* (2), 144–152. http://doi.org/10.1002/cne.10714

Martinussen, R., Hayden, J., Hogg-Johnson, S. & Tannock, R. (2005). A meta-analysis of working memory impairments in children with Attention-Deficit/Hyperactivity Disorder. *Journal of the American Academy of Child & Adolescent Psychiatry, 44* (4), 377–384. http://doi.org/10.1097/01.chi.0000153228.72591.73

Marton, I., Wiener, J., Rogers, M., Moore, C. & Tannock, R. (2009). Empathy and social perspective taking in children with Attention-Deficit/Hyperactivity Disorder. *Journal of Abnormal Child Psychology, 37* (1), 107–118. http://doi.org/10.1007/s10802-008-9262-4

Massetti, G. M., Lahey, B. B., Pelham, W. E., Loney, J., Ehrhardt, A., Lee, S. S. et al. (2008). Academic achievement over 8 years among children who met modified criteria for Attention-Deficit/Hyperactivity Disorder at 6 years of age. *Journal of Abnormal Child Psychology, 36* (3), 399–410.

Mayes, S. & Calhoun, S. (2006). Frequency of reading, math, and writing disabilities in children with clinical disorders. *Learning and Individual Differences, 16* (2), 145–157. http://doi.org/10.1016/j.lindif.2005.07.004

Mayes, S. & Calhoun, S. (2007). Wechsler Intelligence Scale for children (3rd–4th ed.). Predictors of academic achievement in children with Attention-Deficit/Hyperactivity Disorder. *School Psychology Quarterly, 22* (2), 234–249.

Mayes, S., Calhoun, S. & Crowell, E. (2000). Learning disabilities and ADHD: Overlapping spectrum disorders. *Journal of Learning Disabilities, 33* (5), 417–424. http://doi.org/10.1177/002221940003300502

McDermott, S. P. (2009). Cognitive therapy for adults with ADHD. In T. E. Brown (Ed.), *ADHD comorbidities: Handbook for ADHD complications in children and adults* (pp. 399–414). Washington, DC: American Psychiatric Publishing.

McGough, J. J. & Barkley, R. A. (2004). Diagnostic controversies in adult Attention Deficit Hyperactivity Disorder. *American Journal of Psychiatry, 161* (11), 1948–1956. http://doi.org/10.1176/appi.ajp.161.11.1948

McGrath, L. M., Pennington, B. F., Shanahan, M. A., Santerre-Lemmon, L. E., Barnard, H. D., Willcutt, E. G. et al. (2011). A multiple deficit model of reading disability and attention-deficit/hyperactivity disorder: searching for shared cognitive deficits. *Journal of Child Psychology and Psychiatry, 52* (5), 547–557.

Meltzer, L. (Ed.). (2007). *Executive function in education: From theory to practice.* New York: Guilford Press.

Meltzer, L. (2010). *Promoting executive function in the classroom.* New York: Guilford Press.

Merikangas, K., Akiskal, H., Angst, J., Greenberg, P. E., Hirschfeld, R. M., Petukhova, M. et al. (2007). Lifetime and month prevalence of Bipolar Spectrum Disorder in the National Comorbidity Survey Replication. *Archives of General Psychiatry, 64* (5), 543–552.

Merikangas, K. R., He, J. P., Burstein, M., Swanson, S. A., Avenevoli, S., Cui, L. et al. (2010). Lifetime prevalence of mental disorders in U.S. adolescents: Results from the National Comorbidity Survey Replication – Adolescent supplement (NCS-A). *Journal of the American Academy of Child & Adolescent Psychiatry, 49* (10), 980–989.

Mick, E. & Faraone, S.V. (2008). Genetics of Attention Deficit Hyperactivity Disorder. *Child and Adolescent Psychiatric Clinics of North America, 17* (2), 261–284. http://doi.org/10.1016/j.chc.2007.11.011

Milich, R., Carlson, C.L., Pelham, W.E. & Licht, B.G. (1991). Effects of methylphenidate on the persistence of ADHD boys following failure experiences. *Journal of Abnormal Child Psychology, 19* (5), 519–536. http://doi.org/10.1007/BF00925818

Miller, A.C., Keenan, J.M., Betjemann, R.S., Willcutt, E., Pennington, B.F. & Olson, R.K. (2012b). Reading comprehension in children with ADHD: Cognitive underpinnings of the centrality deficit. *Journal of Abnormal Child Psychology, 41,* 473-483.

Miller, M. & Hinshaw, S.P. (2010). Does childhood executive function predict adolescent functional outcomes in girls with ADHD? *Journal of Abnormal Child Psychology, 38* (8), 315–326.

Miller, M., Ho, J. & Hinshaw, S.P. (2012a). Executive functions in girls with ADHD followed prospectively into young adulthood. *Neuropsychology, 26* (3), 278–287.

Miller, M., Nevado-Montenegro, A.J. & Hinshaw, S.P. (2011). Childhood executive function continues to predict outcomes in young adult females with and without childhood-diagnosed ADHD. *Journal of Abnormal Child Psychology, 40* (5), 657–668.

Miller, T., Nigg, J. & Faraone, S. (2007). Axis I and II comorbidity in adults with ADHD. *Journal of Abnormal Psychology, 116* (3), 519–528. http://doi.org/10.1037/0021-843X.116.3.519

Millstein, R.B. & Wilens, T.E., Biederman, J. & Spencer, T.J. (1997). Presenting ADHD symptoms and subtypes in clinically referred adults with ADHD. *Journal of Attention Disorders, 2* (3), 159–166. http://doi.org/10.1177/108705479700200302

Molina, B.S. & Pelham, W.E. (2003). Childhood predictors of adolescent substance use in a longitudinal study of children with ADHD. *Journal of Abnormal Psychology, 112* (3), 497–507. http://doi.org/10.1037/0021-843X.112.3.497

Morris, S.M., Petibone, D.M., Lin, W., Chen, J., Vitiello, B., Witt, K. et al. (2012). The genetic toxicity of methylphenidate: A review of the current literature. *Journal of Applied Toxicology, 32* (10), - http://doi.org/10.1002/jat.2721

MTA Cooperative Group. (1999). A 14 month randomized clinical trial of treatment strategies for Attention-Deficit/Hyperactivity Disorder. *Archives of General Psychiatry, 56* (12), 1073–1086.

Murphy, K. & Barkley, R.A. (1996). Prevalence of DSM-IV symptoms of ADHD in adult licensed drivers: Implications for clinical diagnosis. *Journal of Attention Disorders, 1* (3), 147–161. http://doi.org/10.1177/108705479600100303

Murray-Close, D., Hoza, B., Hinshaw, S.P., Arnold, L.E., Swanson, J., Jensen, P.S. et al. (2010). Developmental processes in peer problems of children with ADHD in the MTA study: Developmental cascades and vicious cycles. *Developmental Psychopathology, 22* (4), 785–802.

Nagel, B.J., Bathula, D., Herting, M., Schmitt, C., Kroenke, C.D., Fair, D. et al. (2011). Altered white mater microstructure in children with Attention-Deficit/Hyperactivity Disorder. *Journal of the American Academy of Child & Adolescent Psychiatry, 50* (3), 283–292.

Naglieri, J.A. & Goldstein, S. (2013). *Comprehensive executive function inventory.* North Tonawanda, NY: Multi Health Systems.

Nakao, T., Radua, J. & Rubia, K. (2011). Gray matter volume abnormalities in ADHD: Voxel-based meta-analysis exploring the effects of age and stimulant medication. *American Journal of Psychiatry, 168* (11), 1154–1163. http://doi.org/10.1176/appi.ajp.2011.11020281

Nestler, E.J. (2005). Is there a common molecular pathway for addiction? *Neurobiology of Addiction, 8* (11), 1445–1449.

Newcorn, J.H., Kratochvil, C.J., Allen, A.J., Casat, C.D., Ruff, D.D., Moore, R.J. et al. (2008). Atomoxetine and osmotically released methylphenidate for the treatment of attention deficit hyperactivity: Acute comparison and differential response. Atomoxetine/Methylphenidate Comparative Study Group. *American Journal of Psychiatry, 165* (6), 721–730.

Nierenberg, A.A., Miyahara, S., Spencer, T., Wisniewski, S.R., Otto, M.W., Simon, N. et al. (2005). Clinical and diagnostic implications of lifetime Attention-Deficit/Hyperactivity Disorder comorbidity in adults with Bipolar Disorder: Data from the first 1000 STEP-BD participants. *Biological Psychiatry, 57* (11), 1467–1473.

Nigg, J., Nikolas, M. & Burt, S.A. (2010). Measured gene-by-environment interaction in relation to Attention-Deficit/Hyperactivity Disorder. *Journal of the American Academy of Child & Adolescent Psychiatry, 49* (9), 836–873. http://doi.org/10.1016/j.jaac.2010.01.025

Nijmeijer, J.S., Hoekstra, P.J., Minderaa, R.B., Buitelaar, J.K., Altink, M.E., Buschgens, C.J.M. et al. (2009). PDD symptoms in ADHD, an independent familial trait? *Journal of Abnormal Child Psychology, 37,* 443–453.

Nijmeijer, J.S., Minderaa, R.B., Buitelaar, J.K., Mulligan, A., Hartman, C.A. & Hoekstra, P.J. (2008). Attention-Deficit/Hyperactivity Disorder and social dysfunctioning. *Clinical Psychology Review, 28* (4), 692–708. http://doi.org/10.1016/j.cpr.2007.10.003

Nock, M.K., Kazdin, A.E., Hiripi, E. & Kessler, R.C. (2007). Lifetime prevalence, correlates, and persistence of oppositional defiant disorder: results from the National Comorbidity Survey Replication. *Journal of Child Psychology and Psychiatry, 48* (7), 703–713.

Olfson, M., Huang, C., Gerhard, T., Winterstein, A.G., Crystal, S., Allison, P.D. et al. (2012). Stimulants and cardiovascular events in youth with Attention-Deficit/Hyperactivity Disorder. *Journal of the American Academy of Child & Adolescent Psychiatry, 51* (2), 147–156.

Palli, S.R., Kamble, P.S., Chen, H. & Aparasu, R.R. (2012). Persistence of stimulants in children and adolescents with Attention-Deficit/Hyperactivity Disorder. *Journal of Child & Adolescent Psychopharmacology, 22* (2), 139–148. http://doi.org/10.1089/cap.2011.0028

Pelham, W.E. & Bender, M.E. (1982). Peer relationships in hyperactive children: Description and treatment. *Advances in Learning & Behavioral Disabilities, 1,* 365–436.

Pennington, B.F. (1991). *Diagnosing learning disorders: A neuropsychological perspective.* New York: Guilford Press.

Peterson, B.S., Potenza, M.N., Wang, Z., Zhu, H., Martin, A., Marsh, R. et al. (2009). An fMRI study of the effects of psychostimulants on default-mode processing during Stroop task performance in youths with ADHD. *American Journal of Psychiatry, 166* (11), 1286–1294. http://doi.org/10.1176/appi.ajp.2009.08050724

Philipsen, A., Hornyak, M. & Riemann, D. (2006). Sleep and sleep disorders in adults with Attention Deficit/Hyperactivity Disorder. *Sleep Medicine Reviews, 10* (6), 399–405. http://doi.org/10.1016/j.smrv.2006.05.002

Pingault, J.B., Tremblay, R.E., Vitaro, F., Carbonneau, R., Genolini, C., Falissard, B. et al. (2011). Childhood trajectories of inattention and hyperactivity and prediction of educational attainment in early adulthood: A year longitudinal population-based study. *American Journal of Psychiatry, 168* (11), 1164–1170.

Pliszka, S.R., Liotti, M., Bailey, B.Y., Perez, R. III, Glahn, D. & Semrud-Clikeman, M. (2007). Electrophysiological effects of stimulant treatment on inhibitory control in children with Attention-Deficit/Hyperactivity Disorder. *Journal of Child and Adolescent Psychopharmacology, 17* (3), 356–366.

Poelmans, G., Pauls, D.L., Buitelaar, D.L. & Franke, B. (2011). Integrated genome-wide association study findings: Identification of a neurodevelopmental network for Attention Deficit Hyperactivity Disorder. *American Journal of Psychiatry, 168* (4), 365–377. http://doi.org/10.1176/appi.ajp.2010.10070948

Polanczyk, G., Caspi, A., Houts, R., Kollins, S.H., Rohde, L.A. & Moffitt, T.E. (2010). Implications of extending the ADHD age-of-onset criterion to age 12: Results from a prospectively studied birth cohort. *Journal of the American Academy of Child & Adolescent Psychiatry, 49* (3), 210–216.

Polanczyk, G., de Lima, M.S., Horta, B.L., Biederman, J. & Rohde, L.A. (2007). The worldwide prevalence of ADHD: A systematic review and meta-regression analysis. *American Journal of Psychiatry, 164* (6), 942–948. http://doi.org/10.1176/ajp.2007.164.6.942

Polderman, T.J.C., Boomsma, D.I., Bartels, M., Verhulst, F.C. & Huizink, A.C. (2010). A systematic review of prospective studies on attention problems and academic achievement. *Acta Psychiatrica Scandinavica, 122,* 271–284. http://doi.org/10.1111/j.1600-2010.01568.x

Posner, J., Nagel, B.J., Maia, T.V., Mechling, A., Oh, M., Wang, Z. et al. (2011). Abnormal amygdalar activation and connectivity in adolescents with Attention-Deficit/Hyperactivity Disorder. *Journal of the American Academy of Child & Adolescent Psychiatry, 50* (8), 828–837.

Posner, K., Pressman, A.W. & Greenhill, L.L. (2009). ADHD in preschool children. In T.E. Brown (Ed.), *ADHD comorbidities: Handbook for ADHD complications in children and adults* (pp. 37–53). Washington, DC: American Psychiatric Association.

Posner, M.I. & Petersen, S.E. (1991). The attention systems of the human brain. *Annual Review of Neuroscience, 13,* 25–42. http://doi.org/10.1146/annurev.ne.13.030190.000325

Powers, R.L., Marks, D.J., Miller, C.J., Newcorn, J.H. & Halperin, J.M. (2008). Stimulant treatment in children with Attention-Deficit/Hyperactivity Disorder moderates adolescent academic outcome. *Journal of Child and Adolescent Psychopharmacology, 18* (5), 449–459. http://doi.org/10.1089/cap.2008.021

Prince, J.B. & Wilens, T.E. (2009). Pharmacotherapy of ADHD and comorbidities. In T.E. Brown (Ed.), *ADHD comorbidities: Handbook for ADHD complications in children and adults* (pp. 339–384). Washington, DC: American Psychiatric Publishing.

Proal, E., Reiss, P.T., Klein, R.G., Mannuzza, S., Gotimer, K., Ramos-Olazagasti, M.A. et al. (2011). Brain gray matter deficits at year follow-up in adults with Attention-Deficit/Hyperactivity Disorder established in childhood. *Archives of General Psychiatry, 68* (11), 1122–1134.

Quinlan, D.M. & Brown, T.E. (2003). Assessment of short-term verbal memory impairments in adolescents and adults with ADHD. *Journal of Attention Disorders, 6* (4), 143–152. http://doi.org/10.1177/108705470300600401

Rabbitt, P. (1997). Introduction: Methodologies and models in the study of executive function. In P. Rabbitt (Ed.), *Methodology of frontal and executive function* (pp. 1–37). Hove, U.K.: Psychology Press.

Ramsay, J.R. (2010). *Nonmedication treatments for adult ADHD.* Washington, DC: American Psychological Association.

Reiersen, A., Constantino, J.N., Volk, H.E. & Todd, R.D. (2007). Autistic traits in a population-based ADHD twin sample. *Journal of Child Psychology and Psychiatry and Allied Disciplines, 48* (5), 464–472. http://doi.org/10.1111/j.1469-2006.01720.x

Rich, B.A., Carver, F.W., Holroyd, T., Rosen, H.R., Mendoza, J.K., Cornwell, B.R. et al. (2011). Different neural pathways to negative affect in youth with pediatric bipolar disorder and severe mood dysregulation. *Journal of Psychiatric Research, 45* (10), 1283–1294.

Robbins, T.W., James, M., Owen, A.M., Sahakian, B.J., McInnes, L. & Rabbitt, P. (1997). A neural systems approach to the cognitive psychology of ageing using the CANTAB battery. In P. Rabbitt (Ed.), *Methodology of frontal and executive function* (pp. 208–231). Hove, U.K.: Psychology Press.

Rogers, M., Hwang, H., Toplak, M., Weiss, M. & Tannock, R. (2011). Inattention, working memory, and academic achievement in adolescents referred for attention deficit/hyperactivity disorder (ADHD). *Child Neuropsychology, 17* (5), 444–458. http://doi.org/10.1080/09297049.2010.544648

Rommelse, N., Altink, M.E., Oosterlaan, J., Buschgens, C.J.M., Buitelaar, J. & Sergeant, J.A. (2008). Support for an independent familial segregation of executive and intelligence endophenotypes in ADHD families. *Psychological Medicine, 38* (11), 1595–1606. http://doi.org/10.1017/S0033291708002869

Rommelse, N., Franke, B., Geurts, H., Hartman, C.A. & Buitelaar, J.K. (2010). Shared heritability of Attention-Deficit/Hyperactivity Disorder and Autism Spectrum Disorder. *European Child & Adolescent Psychiatry, 19* (3), 281–295. http://doi.org/10.1007/s00787-010-0092-x

Ronald, A., Simonoff, E., Kuntsi, J., Asherson, P. & Plomin, R. (2008). Evidence for overlapping genetic influences on Autistic and ADHD behaviors in a community twin sample. *Journal of Child Psychology and Psychiatry and Allied Disciplines, 49* (5), 535–542. http://doi.org/10.1111/j.1469-2007.01857.x

Roth, R.M., Isquith, P.K. & Gioia, G.A. (2005). *BRIEF-A: Behavior rating inventory of executive function – adult version: professional manual.* Lutz, FL: Psychological Assessment Resources.

Rowe, R., Costello, E.J., Angold, A., Copeland, W.E. & Maughan, B. (2010). Developmental pathways in Oppositional Defiant Disorder and Conduct Disorder. *Journal of Abnormal Psychology, 119* (4), 726–738. http://doi.org/10.1037/a0020798

Rubia, K., Halari, R., Cubillo, A., Mohammad, A.M., Brammer, M. & Taylor, E. (2009). Methylphenidate normalizes activation and functional connectivity deficits in attention and motivation networks in medication-naive children with ADHD during a rewarded continuous performance task. *Neuropharmacology, 57* (7–8), 640–652.

Rubia, K., Halari, R., Cubillo, A., Smith, A., Mohammad, M., Brammer, M. et al. (2011). Methylphenidate normalizes fronto-striatal underactivation during interference inhibition in medication-naive boys with Attention-Deficit Hyperactivity Disorder. *Neuropsychopharmacology, 36* (8), 1575–1586.

Rucker, J.J. & McGuffin, P. (2012). Genomic structural variation in psychiatric disorders. *Developmental Psychopathology, 24* (4), 1335–1344. http://doi.org/10.1017/S0954579412000740

Rutter, M., Cox, A., Tupling, C., Berger, M. & Yule, W. (1975). Attainment and adjustment in two geographical areas. I – the prevalence of psychiatric disorder. *British Journal of Psychiatry, 126,* 493–509. http://doi.org/10.1192/bjp.126.6.493

Rybak, Y.E., McNeely, H.E., Mackenzie, B.E., Jain, U.R. & Levitan, R.D. (2007). Seasonality and circadian preference in adult attention-deficit/hyperactivity disorder: clinical and neuropsychological correlates. *Comprehensive Psychiatry, 48* (6), 562–571. http://doi.org/10.1016/j.comppsych.2007.05.008

Safren, S.A., Perlman, C.A., Sprich, S. & Otto, M.W. (2005). *Mastering your adult ADHD.* New York: Oxford University Press.

St. Pourcain, B.S., Mandy, W.P., Heron, J., Golding, J., Smith, G.D. & Skuse, D.H. (2011). Links between co-occurring social-communication and hyperactive-inattentive trait trajectories. *Journal of the American Academy of Child & Adolescent Psychiatry, 50* (9), 892–902.

Schelleman, H., Bilker, W.B., Kimmel, S.E., Daniel, G.W., Newcomb, C., Guevara, J.P. et al. (2012). Methylphenidate and risks of serious cardiovascular events in adults. *American Journal of Psychiatry, 169* (2), 178–185. http://doi.org/10.1176/appi.ajp.2011.11010125

Schelleman, H., Bilker, W.B., Strom, B.L., Kimmel, S.E., Newcomb, C., Guevara, J.P. et al. (2011). Cardiovascular events and death in children exposed and unexposed to ADHD agents. *Pediatrics, 127* (6), 1102–1110. http://doi.org/10.1542/peds.2010-3371

Scheres, A., Milham, M.P., Knutson, B. & Castellanos, F.X. (2007). Ventral striatal hyporesponsiveness during reward anticipation in Attention-Deficit/Hyperactivity Disorder. *Biological Psychiatry, 61* (5), 720–724. http://doi.org/10.1016/j.biopsych.2006.04.042

Schmeichel, B.J., Volokhov, R.N. & Demaree, H.A. (2008). Working memory capacity and the self-regulation of emotional expression and experience. *Journal of Personality and Social Psychology, 95* (6), 1526–1540. http://doi.org/10.1037/a0013345

Schuck, S.E. & Crinella, F.M. (2005). Why children with ADHD do not have low IQs. *Journal of Learning Disabilities, 38* (3), 262–280. http://doi.org/10.1177/00222194050380030701

Seidman, L.J., Doyle, A., Fried, R., Valera, E., Crum, K. & Matthews, L. (2004). Neuropsychological functions in adults with Attention-Deficit/Hyperactivity Disorder. *Psychiatric Clinics of North America, 27* (2), 261–282. http://doi.org/10.1016/j.psc.2003.12.005

Sergeant, J.A. (2005). Modeling Attention-Deficit/Hyperactivity Disorder: A critical appraisal of the cognitive-energetic model. *Biological Psychiatry, 57* (11), 1248–1255. http://doi.org/10.1016/j.biopsych.2004.09.010

Sergeant, J.A., Guerts, H. & Oosterlaan, J. (2002). How specific is a deficit of executive functioning for Attention-Deficit/Hyperactivity Disorder? *Behavioural Brain Research, 130* (1–2), 3–28.

Sesma, H.W., Mahone, E.M., Levine, T., Eason, S.H. & Cutting, L.E. (2009). The contribution of executive skills to reading comprehension. *Child Neuropsychology, 15* (3), 232–246. http://doi.org/10.1080/09297040802220029

Seymour, K.E., Chronis-Tuscano, A., Halldorsdottir, T., Stupica, B., Owens, K. & Sacks, T. (2012). Emotion regulation mediates the relationship between ADHD and depressive symptoms in youth. *Journal of Abnormal Child Psychology, 40* (4), 595–606. http://doi.org/10.1007/s10802-011-9593-4

Shafran, R. & Mansell, W. (2001). Perfectionism and psychopathology: A review of research and treatment. *Clinical Psychology Review, 21* (6), 879–906. http://doi.org/10.1016/S0272-7358(00)00072-6

Shafran, R., Cooper, Z. & Fairburn, C.G. (2002). Clinical Perfectionism: A cognitive behavioral analysis. *Behavior Research and Therapy, 40* (7), 773–791. http://doi.org/10.1016/S0005-7967(01)00059-6

Shallice, T. (1982). Specific impairments of planning. *Philosophical Transactions of the Royal Society of London, 298* (1089), 199–209. http://doi.org/10.1098/rstb.1982.0082

Shallice, T. & Burgess, P.W. (1991). Deficits in strategy application following frontal lobe damage in man. *Brain, 114*, 727–741. http://doi.org/10.1093/brain/114.2.727

Shanahan, M., Pennington, B., Yerys, B., Scott, A., Boada, R., Willcutt, E.G. et al. (2006). Processing speed deficits in Attention Deficit/Hyperactivity Disorder and reading disability. *Journal of Abnormal Child Psychology, 34* (5), 585–602. http://doi.org/10.1007/s10802-006-9037-8

Shapiro, D. (1965). *Neurotic styles*. New York: Basic Books.

Shaw, P., Eckstrand, K., Sharp, W., Blumenthal, J., Lerch, J.P., Greenstein, D. et al. (2007). Attention-Deficit/Hyperactivity Disorder is characterized by a delay in cortical maturation. *Proceedings of the National Academy of Sciences, 104* (49), 19649–19654. http://doi.org/10.1073/pnas.0707741104

Shaw, P., Lerch, J., Greenstein, D., Sharp, W., Clasen, L., Evans, A. et al. (2006). Longitudinal mapping of cortical thickness and clinical outcome in children and adolescents with Attention-Deficit/Hyperactivity Disorder. *Archives of General Psychiatry, 63*, 540–549.

Shaw, P., Malek, M., Watson, B., Sharp, W., Evans, A. & Greenstein, D. (2012). Development of cortical surface area and gyrification in Attention-Deficit/Hyperactivity Disorder. *Biological Psychiatry, 72* (3), 191–197. http://doi.org/10.1016/j.biopsych.2012.01.031

Shaywitz, S.E. & Shaywitz, B.A. (2008). Paying attention to reading: The neurobiology of reading and dyslexia. *Development and Psychopathology, 20* (4), 1329–1349. http://doi.org/10.1017/S0954579408000631

Shechner, T., Britton, J.C., Perez-Edgar, K., Bar-Haim, Y., Ernst, M., Fox, N.A. et al. (2012). Attention biases, anxiety, and development: Toward or away from threats or rewards. *Depression and Anxiety, 29* (4), 282–294. http://doi.org/10.1002/da.20914

Sheridan, M.A., Hinshaw, S. & D'Esposito, M. (2007). Efficiency of the prefrontal cortex during working memory in Attention-Deficit/Hyperactivity Disorder. *Journal of the American Academy of Child & Adolescent Psychiatry, 46* (10), 1357–1366. http://doi.org/10.1097/chi.0b013e31812eecf7

Shoda, Y., Mischel, W. & Peake, P.K. (1990). Predicting adolescent cognitive and selfregulatory competencies from preschool delay of gratification: Identifying diagnostic conditions. *Developmental Psychology, 26* (6), 978–986. http://doi.org/10.1037/0012-26.6.978

Smalley, S.L., McGough, J.J., Del'Homme, M., NewDelman, J., Gordon, E., Kim, T. et al. (2000). Familial clustering of symptoms and disruptive behaviours in multiplex families with Attention-Deficit/Hyperactivity Disorder. *Journal of the American Academy of Child & Adolescent Psychiatry, 39* (9), 1135–1143.

Sobanski, E., Banaschewski, T., Asherson, P., Buitelaar, J., Chen, W., Franke, B. et al. (2010). Emotional liability in children and adolescents with Attention Deficit/Hyperactivity Disorder (ADHD): Clinical correlates and familial prevalence. *Journal of Child Psychology and Psychiatry, 51* (8), 915–923.

Sobel, L.J., Bansal, R., Maia, T.V., Sanchez, J., Mazzone, L., Durkin, K. et al. (2010). Basal ganglia surface morphology and the effects of stimulant medications in youth with Attention Deficit Hyperactivity Disorder. *American Journal of Psychiatry, 167* (8), 977–986. http://doi.org/10.1176/appi.ajp.2010.09091259

Solanto, M.V. (2011). *Cognitive-behavioral therapy for adult ADHD: Targeting executive dysfunction*. New York: Guilford Press.

Solanto, M.V., Marks, D.J., Mitchell, K.J., Wasserstein, J. & Kofman, M.D. (2008). Development of a new psychosocial treatment for adult ADHD. *Journal of Attention Disorders, 11* (6), 728–736. http://doi.org/10.1177/1087054707305100

Solanto, M.V., Newcorn, J., Vail, L., Gilbert, S., Ivanov, I. & Lara, R. (2009). Stimulant drug response in the predominantly inattentive and combined subtypes of Attention-Deficit/Hyperactivity Disorder. *Journal of Child and Adolescent Psychopharmacology, 19* (6), 663–671.

Sonuga-Barke, E.J. (2005). Causal models of Attention-Deficit/Hyperactivity Disorder: From common simple deficits to multiple developmental pathways. *Biological Psychiatry, 57* (11), 1231–1238. http://doi.org/10.1016/j.biopsych.2004.09.008

Sonuga-Barke, E.J. & Castellanos, F.X. (2007). Spontaneous attentional fluctuations in impaired states and pathological conditions: A neurobiological hypothesis. *Neuroscience & Biobehavioral Reviews, 31* (7), 977–986. http://doi.org/10.1016/j.neubiorev.2007.02.005

Sonuga-Barke, E.J. & Sergeant, J. (2005). The neuroscience of ADHD: Multidisciplinary perspectives in a complex developmental disorder. *Developmental Science, 8* (2), 102–104. http://doi.org/10.1111/j.1467-2005.00396.x

Sonuga-Barke, E.J., Bitsakou, P. & Thompson, M. (2010a). Beyond the dual pathway model: evidence for the dissociation of timing, inhibitory, and delay-related impairments in Attention-Deficit/Hyperactivity Disorder. *Journal of the American Academy of Child & Adolescent Psychiatry, 49* (4), 345–355.

Sonuga-Barke, E.J., Brandeis, D., Cortese, S., Daley, D., Ferrin, M., Holtmann, M. et al. (2013). Nonpharmacological interventions for ADHD: Systematic review and meta-analyses of randomized controlled trials of dietary and psychological treatments. *American Journal of Psychiatry, 170* (3), 275–289.

Sonuga-Barke, E.J., Wiersema, J.R., van der Meere, J.J. & Roeyers, H. (2010b). Context-dependent dynamic processes in Attention Deficit/Hyperactivity Disorder: Differentiating common and unique effect of state regulation deficits and delay aversion. *Neuropsychological Review, 20* (1), 86–10.

Sprich, S., Biederman, J., Crawford, M.H., Mundy, E. & Faraone, S.V. (2000). Adoptive and biological families of children and adolescents with ADHD. *Journal of the American Academy of Child & Adolescent Psychiatry, 39* (11), 1432–1437. http://doi.org/10.1097/00004583-200011000-00018

Stavro, G.M., Ettenhofer, M.L. & Nigg, J.T. (2007). Executive functions and adaptive functioning in young adult Attention-Deficit/Hyperactivity Disorder. *Journal of the International Neuropsychological Society, 13* (2), 324–334. http://doi.org/10.1017/S1355617707070348

Stergiakouli, E., Hamshere, M., Holmans, P., Langley, K., Zaharieva, I., deCODE Genetics et al. (2012). Investigating the contribution of common genetic variants to the risk and pathogenesis of ADHD. *American Journal of Psychiatry, 169* (2), 186–194. http://doi.org/10.1176/appi.ajp.2011.11040551

Stewart, S.E., Rosario, M.C., Brown, T.A., Carter, A.S., Leckman, J.F., Sukhodolsky, D. et al. (2007). Principal components analysis of Obsessive-Compulsive Disorder symptoms in children and adolescents. *Biological Psychiatry, 61* (3), 285–291. http://doi.org/10.1016/j.biopsych.2006.08.040

Storch, E.A., Merlo, L.J., Larson, M.J., Geffken, G.R., Lehmkuhl, H.D., Jacob, M.L. et al. (2008). Impact of comorbidity on cognitive-behavioral therapy response in pediatric Obsessive-Compulsive Disorder. *Journal of the American Academy of Child & Adolescent Psychiatry, 47* (5), 583–592.

Strang-Karlsson, S., Raikkonen, K., Pesonen, A., Kajantie, E., Paavonen, E.J., Lahti, J. et al. (2008). Very low birth weight and behavioral symptoms of attention-deficit hyperactivity disorder in young adulthood: The Helsinki study of very low birthweight adults. *American Journal of Psychiatry, 165* (10), 1345–1353.

Stuss, D.T., Murphy, K.J., Binns, M.A. & Alexander, M.P. (2003). Staying on the job: The frontal lobes control individual performance variability. *Brain, 126* (11), 2363–2380. http://doi.org/10.1093/brain/awg237

Swanson, H.L., Zheng, X. & Jerman, O. (2009). Working memory, short-term memory, and reading disabilities: A selective meta-analysis of the literature. *Journal of Learning Disabilities, 42* (3), 260–287. http://doi.org/10.1177/0022219409331958

Swanson, J., Baler, R.D. & Volkow, N.D. (2011). Understanding the effects of stimulant medications on cognition in individuals with attention-deficit/hyperactivity disorder: a decade of progress. *Neuropsychopharmacology, 36* (1), 207–226. http://doi.org/10.1038/npp.2010.160

Tannock, R. & Schachar, R. (1996). Executive dysfunction as an underlying mechanism of behavior and language problems in attention-deficit/hyperactivity disorder. In J.H. Beitchman, N.J. Cohen, M.M. Konstantareas et al. (Eds.), *Language, learning and behavior disorders: Developmental, biological and clinical perspectives* (pp. 28–155). New York: Cambridge University Press.

Timpano, K.R., Exner, C., Glaesmer, H., Rief, W., Keshaviah, A., Brähler, E. et al. (2011). The epidemiology of the proposed DSM-5 hoarding disorder: Exploration of the acquisition specifier, associated features, and distress. *Journal of Clinical Psychiatry, 72* (6), 780–786.

Toll, S.W., van der Ven, S.G., Kroesbergen, E.H. & Van Luit, J.E. (2011). Executive functions as predictors of math learning disabilities. *Journal of Learning Disabilities, 44* (6), 521–532. http://doi.org/10.1177/0022219410387302

Tomasi, D. & Volkow, N.D. (2012). Abnormal functional connectivity in children with Attention-Deficit/Hyperactivity Disorder. *Biological Psychiatry, 71* (5), 443–450. http://doi.org/10.1016/j.biopsych.2011.11.003

Tomasi, D., Volkow, N.D., Wang, G.J., Wang, R., Telang, F., Caparelli, E.C. et al. (2011). Methylphenidate enhances brain activation and deactivation responses to visual attention and working-memory tasks in healthy controls. *NeuroImage, 54* (4), 3101–3110. http://doi.org/10.1016/j.neuroimage.2010.10.060

Torrente, F., Lischinsky, A., Torralva, T., López, P., Roca, M. & Manes, F. (2010). Not always hyperactive? Elevated apathy scores in adolescents and adults with ADHD. *Journal of Attention Disorders, 15* (7), 545–556.

Tripp, G. & Wickens, J.R. (2008). Research review: Dopamine transfer deficit: a neurobiological theory of altered reinforcement mechanisms in ADHD. *Journal of Clinical Psychology and Psychiatry, 49* (7), 691–704. http://doi.org/10.1111/j.1469-2007.01851.x

Van Ameringen, M., Mancini, C., Simpson, W. & Patterson, B. (2011). Adult Attention Deficit Hyperactivity Disorder in an anxiety disorders population. *CNS Neuroscience & Therapeutics, 17* (4), 221–226. http://doi.org/10.1111/j.1755-2010.00148.x

Van der Meer, J. M. J., Oerlemans, A. M., van Steijn, D. J., Lappenschaar, M. G., de Sonneville, L. M., Buitelaar, J. K. et al. (2012). Are Autism Spectrum Disorder and Attention-Deficit/Hyperactivity Disorder different manifestations of one overarching disorder? Cognitive and symptom evidence from a clinical and population-based sample. *Journal of American Academy of Child & Adolescent Psychiatry, 51* (11), 1160–1172.

Van Emmerik-van Oortmerssen, K., van de Glind, G., van den Brink, W., Smit, F., Crunelle, C.L., Swets, M. et al. (2011). Prevalence of attention-deficit/hyperactivity disorder in substance use disorder patients: A meta-analysis and meta-regression analysis. *Drug & Alcohol Dependence, 122* (1–2), 11–19.

Van Ewijk, H., Heslenfeld, D.J., Zwiers, M.P., Buitelaar, J.K. & Oosterlaan, J. (2012). Diffusion tensor imaging in Attention Deficit/Hyperactivity Disorder: A systematic review and meta-analysis. *Neuroscience and Biobehavioral Reviews, 36* (4), 1093–1106. http://doi.org/10.1016/j.neubiorev.2012.01.003

Van Veen, M.M., Kooij, J.J.S., Boonstra, M., Gordijn, M.C. & van Someren, E.J. (2010). Delayed circadian rhythm in adults with Attention-Deficit/Hyperactivity Disorder and chronic sleep-onset insomnia. *Biological Psychiatry, 67* (11), 1091–1096. http://doi.org/10.1016/j.biopsych.2009.12.032

Vitiello, B., Elliott, G.R., Swanson, J.M., Arnold, L.E., Hechtman, L., Abikoff, H. et al. (2012). Blood pressure and heart rate over 10 years in the multimodal treatment study of children with ADHD. *American Journal of Psychiatry, 169* (2), 167–177. http://doi.org/10.1176/appi.ajp.2011.10111705

Vohs, K.D. & Baumeister, R.F. (2004). *Handbook of Self-Regulation.* New York: Guilford Press.

Volkow, N.D., Ding, Y.S., Fowler, J., Wang, G.J., Logan, J., Gatley, S.J. et al. (1996). Dopamine transporters decrease with age. *Journal of Nuclear Medicine, 37* (4), 554–559.

Volkow, N.D., Fowler, J.S., Wang, G., Ding, Y.S. & Gatley, S.J. (2002a). Mechanism of action of methylphenidate: Insights from PET imaging studies. *Journal of Attention Disorders, 6* (Supplement), 31–43.

Volkow, N.D., Fowler, J.S., Wang, G., Ding, Y.S. & Gatley, S.J. (2002b). Role of dopamine in the therapeutic and reinforcing effects of methylphenidate in humans: Results from imaging studies. *European Neuropsychopharmacology, 12* (6), 557–566.

Volkow, N.D., Logan, J., Fowler, J.S., Wang, G.J., Gur, R.C., Wong, C. et al. (2000). Association between age-related decline in brain dopamine activity and impairment in frontal and cingulate metabolism. *American Journal of Psychiatry, 157* (1), 75–80. http://doi.org/10.1176/ajp.157.1.75

Volkow, N.D., Wang, G., Fowler, J.S., Telang, F., Maynard, L., Logan, J. et al. (2004). Evidence that methylphenidate enhances the saliency of a mathematical task by increasing dopamine in the human brain. *American Journal of Psychiatry, 161* (7), 1173–1180. http://doi.org/10.1176/appi.ajp.161.7.1173

Volkow, N.D., Wang, G.J., Kollins, S.H., Wigal, T.L., Newcorn, J.H., Telang, F. et al. (2009). Evaluating dopamine reward pathway in ADHD, clinical implications. *JAMA, 302* (10), 1084–1091. http://doi.org/10.1001/jama.2009.1308

Volkow, N.D., Wang, G.J., Newcorn, J.H., Kollins, S.H., Wigal, T.L., Telang, F. et al. (2010). Motivation deficit in ADHD is associated with dysfunction of the dopamine reward pathway. *Molecular Psychiatry, 16* (11), 1147–1154.

Volkow, N.D., Wang, G.J., Tomasi, D., Kollins, S.H., Wigal, T.L., Newcorn, J.H. et al. (2012). Methylphenidate-elicited dopamine increases in ventral striatum are associated with long-term symptom improvement in adults with Attention Deficit Hyperactivity Disorder. *Journal of Neuroscience, 32* (3), 841–849.

Waber, D.P. & Holmes, J.M. (1985). Assessing children's copy productions of the Rey Osterreith Complex Figure. *Journal of clinical and experimental neuropsychology, 7* (3), 264–280. http://doi.org/10.1080/01688638508401259

Wang, G.J., Volkow, N.D., Logan, J., Fowler, J.S., Schlyer, D., Robert, R. et al. (1995). Evaluation of age related changes in serotonin HT2 and dopamine D2 receptor availability in healthy human subjects. *Life Sciences, 56* (14), 249–253. http://doi.org/10.1016/0024-3205(95)00066-F

Weafer, J., Camarillo, D., Fillmore, M.T., Milich, R. & Marczinski, C.A. (2008). Simulated driving performance of adults with ADHD: Comparisons with alcohol intoxication. *Experimental and Clinical Psychopharmacology, 16* (3), 251–263. http://doi.org/10.1037/1064-16.3.251

Wechsler, D. (1997a). *Wechsler adult intelligence scale* (3rd ed.). San Antonio, TX: Psychological Corporation.

Wechsler, D. (1997b). *Wechsler memory scale* (3rd ed.). San Antonio, TX: Psychological Corporation.

Wechsler, D. (2003). *Wechsler intelligence scale for children* (4th ed.). San Antonio, TX: Psychological Corporation.

Weiss, G. & Hechtman, L.T. (1993). *Hyperactive children grown up* (2nd ed.). New York: Guilford Press.

West, R., Murphy, K.J., Armilio, F., Craik, F.I. & Stuss, D.T. (2002). Lapses of intention and performance variability reveal age-related increases in fluctuations of executive control. *Brain and Cognition, 49* (3), 402–419. http://doi.org/10.1006/brcg.2001.1507

Willcutt, E.G., Doyle, A.E., Nigg, J.T., Faraone, S.V. & Pennington, B.F. (2005). Validity of the executive function theory of Attention-Deficit/Hyperactivity Disorder: A meta-analytic review. *Biological Psychiatry, 57* (11), 1336–1346. http://doi.org/10.1016/j.biopsych.2005.02.006

Williams, N.M., Franke, B., Mick, E., Anney, R.J., Freitag, C.M., Gill, M. et al. (2012). Genome-wide analysis of copy number variants in Attention Deficit Hyperactivity Disorder: The role of rare variants and duplications at 15q13.3. *American Journal of Psychiatry, 169* (2), 195–204. http://doi.org/10.1176/appi.ajp.2011.11060822

Wong, C.G. & Stevens, M.C. (2012). The effects of stimulant medication on working memory functional connectivity in Attention-Deficit/Hyperactivity Disorder. *Biological Psychiatry, 71* (5), 458–466. http://doi.org/10.1016/j.biopsych.2011.11.011

Yoshimasu, K., Barbaresi, W.J., Colligan, R.C., Voigt, R.G., Killian, J.M., Weaver, A.L. et al. (2012a). Childhood ADHD is strongly associated with a broad range of psychiatric disorders during adolescence: a population-based birth cohort study. *Journal of Child Psychology and Psychiatry, 53* (10), 1036–1043.

Yoshimasu, K., Barbaresi, W.J., Colligan, R.C., Killian, J.M., Voigt, R.G., Weaver, A.L. et al. (2012b). Written-language disorder among children with and without ADHD in a population-based birth cohort. *Pediatrics, 128* (3), e605–e612.

Zoega, H., Rothman, K.J., Huybrechts, K.F., Ólafsson, Ö., Baldursson, G., Almarsdóttir, A.B. et al. (2012). A population-based study of stimulant drug treatment of ADHD and academic progress in children. *Pediatrics, 130* (1), e53–e62. http://doi.org/10.1542/peds.2011-3493

Sachwortregister

A

E

F

G

H

I

K

N

O

P

R

S

Über den Autor

Thomas E. Brown, Dr. med., ist stellvertretender Direktor der Yale-Klinik für Aufmerksamkeits- und verwandte Störungen und Dozent der Psychiatrie an der Medizinischen Fakultät der Yale University. Er ist Mitglied der American Psychological Association, Entwickler der *Brown ADD Scales for Children and Adults* (Pearson) und Autor des preisgekrönten Buches *Attention Deficit Disorder – The Unfocused Mind in Children and Adults.*